$Td \; \frac{38}{4}$

TRAITÉ

DE LA

COLIQUE MÉTALLIQUE.

DE L'IMPRIMERIE DE J. GRATIOT.

TRAITÉ

DE LA

COLIQUE MÉTALLIQUE,

VULGAIREMENT APPELÉE

COLIQUE DES PEINTRES, DES PLOMBIERS, DE POITOU, etc.;

Avec une Description de la colique végétale, et un Mémoire sur le tremblement des doreurs sur métaux.

PAR F. V. MÉRAT,

Docteur en Médecine, Membre de la Société de la Faculté, de la Société médicale d'émulation, etc., etc.

Non disputandum, sed experiendum
quid natura faciat, aut ferat.
BAGLIVI.

DEUXIÈME ÉDITION.

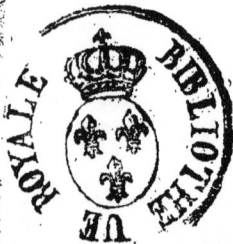

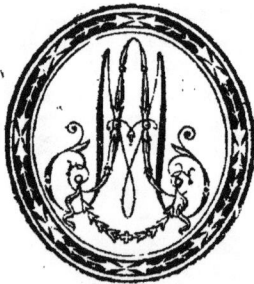

PARIS.

MÉQUIGNON-MARVIS, LIBRAIRE, RUE DE L'ÉCOLE DE MÉDECINE, N°. 9.

1812.

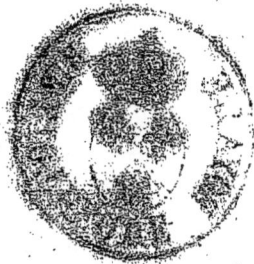

DÉDICACE.

A MONSIEUR

LE BARON J. N. CORVISART,

Premier Médecin de LL. MM. II. et RR., Officier de la Légion d'honneur, Membre de l'Institut, Professeur honoraire de la Faculté de Médecine de Paris et du Collége de France, Médecin en chef adjoint de l'hôpital de la Charité, Président honoraire perpétuel de la Société médicale d'Émulation, Médecin consultant du premier Dispensaire, de l'Académie impériale Joséphine de Vienne, de celles de Madrid, de Tolède, de Naples, de Saint-Pétersbourg, etc., etc.

MON CHER MAITRE,

Vous avez bien voulu accorder à la première édition de cet Ouvrage la faveur de paraître sous vos auspices : me permettre de vous dédier la seconde, c'est me donner l'occasion de répéter l'estime infinie et la profonde vénération dont je suis pénétré pour votre grand savoir et votre rare mérite : c'est me fournir un moyen de vous témoigner de nouveau la reconnaissance dont je fais profession à votre égard pour les bienfaits que j'ai reçus de vous jusqu'à ce jour. Le savant professeur a guidé mes pas dans la carrière médicale : le généreux protecteur a daigné m'y prêter un appui tutélaire. Tous les deux seront toujours chers à mon cœur.

J'ai l'honneur d'être,

MON CHER MAITRE,

avec le plus profond respect,

Votre très-humble et très-obéissant serviteur et élève,

F. V. MÉRAT.

PRÉFACE.

Neuf années se sont écoulées depuis la première édition de cet ouvrage, qui a été publiée sous le titre de *Dissertation sur la colique métallique*. C'est à la bienveillance du public, à l'amitié de mes confrères, peut-être aussi au choix heureux du sujet, beaucoup plus qu'au faible mérite de cet opuscule, que je dois le succès qu'il a eu, et les éloges qu'on a bien voulu en faire dans plusieurs traités très-estimables destinés à passer à nos neveux.

La colique métallique a d'ailleurs de quoi fixer l'attention des médecins et piquer leur curiosité; c'est une maladie beaucoup plus commune qu'on ne le croit, et qui se présente parfois avec des

caractères insidieux. Il est donc utile de
l'étudier à fond, car elle se voit journellement dans la pratique, sur-tout dans
les grandes villes, même chez des gens
où l'on est ordinairement bien éloigné de
la soupçonner : les professions les plus
utiles de la société en sont fréquemment
la cause; c'est ainsi qu'on voit les peintres, les plombiers, les potiers de terre,
les faïenciers, les imprimeurs, les orfévres, les pharmaciens, les chimistes, les
épiciers, les marchands de vin, etc., etc.
en être atteints, et traîner long-temps
cette maladie douloureuse, si elle n'est
pas reconnue et traitée convenablement.

Il en est tout autrement si le médecin
praticien possède bien les caractères de
cette colique, et sait la distinguer même

à travers ses complications : il a, pour ainsi dire, dans sa main, la guérison de ses malades; un traitement certain est à sa disposition, et son heureuse application, dont le succès tient du prodige, sert à faire apprécier l'homme de l'art qui l'emploie, et la science qui a su le trouver.

Dans l'intervalle qui s'est écoulé, entre ces deux éditions, je n'ai négligé aucune occasion d'observer la colique métallique. Ayant habité tout ce temps le lieu de Paris où l'on traite le plus cette maladie, j'ai pu la voir sous toutes ses formes, et modifier ou confirmer les idées que je m'étais faites à son sujet; en ville, j'ai eu occasion de la traiter souvent, et la comparaison que j'ai pu faire de celles-là avec celles-ci n'a pas été sans utilité pour la science. J'ai eu à ma disposition les nombreuses observations recueillies à la clinique interne sur cette maladie, que M. le doyen de la faculté a bien voulu me confier avec sa bonté ordinaire. Enfin, j'ai saisi avec empressement toutes les occasions qui se sont présentées pour étendre mes connaissances sur cette affection, et je puis dire que personne n'était plus convenablement placé que moi, pour ne rien laisser à désirer sur son compte; j'ose même croire que, malgré tous les ouvrages écrits sur la colique métallique, et dont j'ai imprimé la liste à la fin de ce Traité, aucun d'eux n'est plus complet que le mien; et cela devait être, puisque je suis venu le dernier. J'ai dû nécessairement profiter des travaux de mes devanciers; mais je les ai cités exactement

toutes les fois que je leur ai fait quelque
emprunt. Mon ouvrage, d'ailleurs, est
enrichi d'observations très-précises, recueillies par moi au lit des malades, et
d'ouvertures de cadavres, deux objets absolument négligés par tous ceux qui ont
écrit sur cette colique; négligence dont il
serait injuste de leur faire un reproche,
puisqu'elle tenait à la manière d'écrire
alors en médecine, et sur laquelle on est
sagement revenu, en rentrant dans la
route tracée par le père de la médecine.

Cette seconde édition diffère beaucoup
de la première, qui a été entièrement re-
fondue dans celle-ci; j'en ai retranché
quelques parties qui étaient des répétitions; j'y ai fait beaucoup d'additions,
fruits de mes recherches; j'ai sur-tout

soigné la partie typographique, qui avait été horriblement maltraitée ; j'ai mis plus d'ordre dans les matières, etc. Enfin, je n'ai rien négligé pour faire un ouvrage utile sur la colique métallique ; ce sont ces additions et corrections qui m'ont porté à donner à ce travail le titre de *Traité.*

TRAITÉ

DE LA

COLIQUE MÉTALLIQUE,

VULGAIREMENT APPELÉE

COLIQUE DES PEINTRES,

DES PLOMBIERS, DE POITOU, etc.

~~~~~~~~~~~~~~~~~~~~~~~~~~~~~

LIVRE PREMIER.

———

DESCRIPTION DE LA MALADIE.

———

CHAPITRE PREMIER.

Des différens noms de la colique métallique.

On donne le nom de colique métallique à celle causée le plus souvent par le plomb, le cuivre ou leurs préparations, et qui tend à se terminer en paralysie si l'on continue de s'exposer à la cause qui y a donné lieu, ou par défaut de traitement, ou par l'emploi d'un qui serait mal approprié.

La définition que *Tronchin* a donnée autrefois (1), est différente de la nôtre. Il disait : « Toute » colique qui se termine en épilepsie ou en para- » lysie, se nomme colique de Poitou (2), sans » avoir égard à la cause qui l'a produite. » Cette définition nous paraît fautive, puisqu'il semblerait qu'une colique de cette nature qui ne se termi- nerait pas en paralysie, ne pourrait pas être reconnue pour métallique; ce qui arrive heureu- sement le plus souvent. Il eût fallu, pour rendre cette définition plus véritable, y ajouter « étant abandonnée à la nature » ; et encore n'est-il pas prouvé du tout, du moins pour moi, que toute colique métallique se terminerait nécessairement de cette façon ; il paraît que cela est plus appro-

---

(1) *De colicâ Pictonum*, 1 vol. in-8°., Genève, 1757.

(2) Sous le nom de *colique de Poitou*, Tronchin confond la colique des peintres, à laquelle on donne quelquefois ce nom, parce qu'une colique qu'on observe dans cette pro- vince et dans d'autres pays, a effectivement quelques rap- ports avec elle; nous préférons la nommer, avec plusieurs auteurs, *colique végétale*, par opposition au nom de *métal- lique*, et sur-tout parce qu'on la croit produite par le cidre, les fruits verts, etc. Nous en parlerons plus amplement par la suite.

chant de l'exactitude pour la colique végétale,
au rapport des auteurs qui en ont traité.

James (1) dit qu'en Angleterre on nomme la
colique qui nous occupe, le *Bellon ;* elle se con-
naît aussi dans le même pays sous le nom de
Mil-reech ; les mineurs allemands la connaissent
sous le nom de *Huttenkatze , chat des fondeurs ,
colique de chat, colique de fumée ;* Henckel (2),
colique des fonderies, des fondeurs ; il dit que
quelques-uns la désignent sous les noms de *goutte
intestinale , d'épilepsie interne.*

Les Espagnols l'appellent *entripado.*

En France elle a reçu des noms différens :
colique de plomb ou *saturnine* (colica saturnina);
colique des peintres (colica pictorum); *colique
des plombiers* (colica plumbariorum); *colique des
potiers* (colica figulina); *colique minérale, colique
métallique* (colica metallica); ce dernier nom me
paraît préférable, puisque la maladie peut être
produite par des métaux différens, comme je le
prouverai par la suite. On croyait communément
que le plomb seul et ses préparations causaient
cette affection ; de là la plupart des noms qu'elle

(1) Dictionnaire de Médecine, tom. III, p. 689.
(2) Pyritologie, 1 vol. in-4°., traduit de l'allemand,
Paris, 1760.

a reçus. Astruc (1), pensant que cette colique attaquait particulièrement l'origine des nerfs qui naissent de l'épine dorsale, proposa de l'appeler *rachialgie*, nom adopté ensuite par Sauvages.

La colique végétale, fréquente dans le Poitou, et qui a été décrite complétement par Citois (2) en 1639, porte le nom de *morbus Pictonum*, et plus communément de *colica Pictonum*; ce qui a souvent trompé au sujet de la colique des peintres, *colica pictorum*. L'analogie dans les noms latins et dans quelques symptômes des deux maladies a fait appeler des coliques métalliques, *colica Pictonum* et *vice versâ*; des auteurs, même avec connaissance de cause, appellent la colique métallique colique de Poitou, *colica Pictonum*, prétendant qu'il n'y a pas de différences entr'elles. Le nom de *colique de Poitiers*, qu'on donne aussi à la colique végétale, peut également se confondre avec le nom de *colique des potiers*.

J'avais pensé à donner à la colique qui fait l'objet de ce traité le nom de *metallico-nerveuse*, comme exprimant en même temps sa cause et le système affecté; mais la crainte d'ajouter à la confusion qui règne déjà dans sa nomenclature m'en a empêché.

---

(1) *De rachialgiâ*. Thèse.

(2) *Diatriba de novo et populari apud Pictones dolore colico bilioso*, etc. Paris, 1639.

CHAPITRE II.

Histoire de la colique métallique.

POUR ne rien omettre de ce qui concerne la maladie dont nous traitons, nous allons faire connaître les traces qui en existent dans les anciens auteurs, en commençant par Hippocrate. Nous prévenons d'avance, qu'il nous paraît un peu incertain que ce soit précisément de la colique métallique qu'ils aient voulu faire mention, puisqu'ils ont aussi connu la colique végétale, et que, comme chez nous, ils ont pu confondre les deux maladies..

Nous savons trop combien il y a de difficultés à décider si telle maladie des anciens est la même que celle que nous lui comparons parmi nous, pour oser prononcer avec assurance, et l'on sait combien de discussions, de dissertations, de traités on a fait pour savoir si des maladies même vulgaires, décrites par les anciens, étaient semblables aux nôtres : pas de doute, que le climat, les mœurs, les habitudes, doivent apporter de grandes différences dans ces mêmes maladies et leurs symptômes, dans leur marche, leur terminaison. Il faut convenir pourtant que , puisque les anciens ont connu l'art de travailler les métaux, ils ont dû éprouver aussi les affections qui sont les suites indispensables de ces travaux, et parmi elles la colique métallique est une des plus fréquentes. Si nous n'en trouvons pas de description très-exacte chez eux , c'est que les médecins d'alors l'ont peu connue ; ou du moins ne l'ont pas signalée complétement dans leurs ouvrages ; à moins que leurs travaux sur ce sujet ne soient pas venus jusqu'à nous. Il y a deux cents ans qu'on auroit eu la même difficulté à en trouver une description détaillée dans nos auteurs ; on ne peut donc reprocher aux Grecs , qui étaient dans l'enfance de la médecine, sous certains rapports, ce que deux mille ans après nous n'avions point encore fait.

Je remarque, avec Gardane, qu'Hippocrate ne paraît pas avoir fait mention de la colique qui nous occupe : on a cité le mineur, dont il est question dans le quatrième livre des épidémiques ; par ce qu'en dit le père de la médecine , il paraît plutôt qu'il avait quelque maladie organique de l'abdomen , autant qu'il est permis de conjecturer sur des renseignemens aussi faibles que ceux qu'il donne ; pourtant le malade fut guéri par une tumeur au genou droit.

Celse a connu le danger de se servir des préparations de plomb : au livre V, il conseille de faire vomir promptement ceux qui ont avalé de la céruse ; mais il ne parle pas des symptômes qu'elle produit lorsqu'elle a été prise (1).

Dioscoride dit que la céruse, prise intérieurement, excite le hoquet, fait tousser, dessèche la langue, refroidit les extrémités, rend hébêté, et paralyse les membres ; il ajoute que quelquefois la litharge déchire les intestins par son propre poids, qu'elle cause dans l'estomac et les intestins un sentiment de pesanteur avec de très-vives coliques ; que les urines se suppriment et prennent une couleur plombée (2). On voit là des caractères de la colique métallique ; mais le tableau est encore incomplet, puisqu'il n'est question ni du pouls, ni du ventre, etc. Quant à ce que dit Dioscoride, que la litharge déchire les intestins par son propre poids, on sent bien que c'est une erreur, à moins que ce ne soit une expression figurée pour désigner la pesanteur de cette préparation de plomb. Cet auteur indique

---

(1) *Celse, de re medicâ,* lib. 5, édit. de Didot.

(2) *Dioscoride ex Gardane,* Recherches sur la colique métallique, p. 225. Paris, 1768.

comme moyen curatif le vomissement et la purgation.

Galien a à peu près répété ce qu'avait dit Dioscoride sur le plomb et ses préparations (1); on trouve aussi dans le même auteur l'histoire d'une colique qu'on a voulu rapporter à la colique végétale.

Arétée décrit plutôt une colique végétale qu'une colique des peintres, et l'auteur déjà cité où je puise ces détails, la traite de melancholico-nerveuse (2).

Paul d'Ægine a connu aussi les maux attachés à l'usage des métaux; il est de l'opinion de *Celse*, dont il diffère peu. Il conseille, comme lui, les vomitifs et les purgatifs (3). Au livre III, il rapporte l'histoire d'une colique épidémique, que *Citois* croit être la même que celle de Poitou, parce qu'elle se terminait par la paralysie et l'épilepsie.

Aétius ne diffère point des précédens par ses opinions sur le plomb et ses préparations; il range la céruse et la litharge dans la classe des

---

(1) *Galien Method. med.*, t. 6, p. 301.
(2) *Arétée*, lib. 1.
(3) *Paul d'Ægineta, de re med.*, lib. 5.

poisons : il ne fait peut-être que répéter ce qu'a
avancé l'auteur précédent (1).

Suivant *Rhasès*, la litharge prise intérieurement cause la suppression des urines, la constipation, l'épaississement de la langue, et des douleurs dans le corps; il veut qu'on excite le vomissement, et qu'on purge avec les drastiques,
si les symptômes deviennent plus violens (2).

Haly-Abbas décrit une colique sans fièvre,
dont les symptômes sont une douleur intestinale
térébrante, des vomissemens pituiteux, etc. Plus
bas, il ajoute qu'il a vu des coliques se terminer
par une paralysie des membres ou par leur rétraction. On voit ici quelques traces de la colique
végétale. Il a été fait mention d'une semblable
dans *Paul d'Ægine*; il la traitait par les drastiques. Il reconnaît aussi ailleurs les mauvais effets de la céruse, et il répète presque les expres-
sions de *Dioscoride*, pour décrire les symptômes
qui se déclarent après son usage.

Avicenne est, après Dioscoride, celui qui a le
mieux dépeint la colique métallique, parce qu'il
a profité de ce qu'en avaient dit ses prédéces-
seurs.

(1) *Ætius*, lib. 4, serm. 4.
2) *Rhasès*, op. parv., lib. 8.

Gardane rend ainsi la description qu'il en fait : L'émaciation de tout le corps , l'épaississement de la langue, la suppression des urines, la constipation, quelquefois le dévoiement, un sentiment de pesanteur dans l'estomac et les intestins, la chute de l'anus, son excoriation, le gonflement de cette partie, l'excrétion de crotins durs, la couleur plombée du malade, la courte haleine , qui va même jusqu'à la suffocation ; quelquefois la passion iliaque, l'épilepsie , la paralysie caractérisent bien cette maladie, contre laquelle il conseille les émétiques, les purgatifs et les diurétiques chauds. Suivant lui, la liberté du ventre et l'écoulement facile des urines , annoncent la guérison de cette affection (1).

Il est bien prouvé maintenant que les anciens ont vu et même décrit plusieurs des symptômes de la colique métallique. On ne peut se méprendre aux caractères qu'ils en ont tracés. Ce n'est pas une description complette, et nous n'y trouvons pas tout ce que les modernes ont signalé dans leurs relations sur cette colique. La cause peut en être de ce qu'ils paraissent n'avoir connu que cette maladie produite par du plomb avalé en substance, et non par les émanations de ce métal, comme il est plus ordinaire chez nous. Il faut

_____

(1) *Avicenne,* cap. 6, lib. 3.

encore remarquer qu'ils étaient dans la bonne
voie pour le traitement, et que celui dont nous
faisons usage maintenant nous vient probablement d'eux par une sorte de tradition, comme
nous le dirons par la suite.

Du onzième siècle, où vivait Avicenne, jusqu'à *Fernel* et *Dulaurens*, qui fleurissaient au
seizième, on ne trouve plus rien ou presque rien
sur la colique métallique. *Nicole*, *Savonarola*,
Benoit, *Arculan* en ont pourtant dit quelque
chose; mais cela est peu considérable. Le dernier., cependant, a avancé qu'on mourait
promptement de la paralysie qui survenait presque
aussitôt qu'on baignait les malades, ou qu'on les
traitait d'une manière trop douce. Fernel a rapporté avec beaucoup de détails l'histoire d'un
peintre d'Angers, qui mourut de la colique métallique après plusieurs années de souffrances (1).

Dans le dix-septième siècle, *Cahagnasius*, *Ried-
lin*, *Gockel* dirent quelques mots de cette maladie dans des ouvrages sur d'autres parties de
l'art; mais ce siècle vit éclore deux traités célèbres à son sujet. Le premier est la fameuse diatribe de *Citois* (2), qui a donné lieu à tant de

(1) *Fernel, de Luis venereæ*, cap. 7.
(2) *Op. cit.* (Voyez page 4.)

discussions parmi les médecins. On sait actuellement qu'il a décrit dans ce traité · la colique végétale, dont Paul d'Ægine et Haly-Abbas avaient
déjà parlé. Ce n'était donc pas une maladie nouvelle, comme il le prétendait, causée par des influences malignes, selon l'opinion du temps.
Quand nous parlerons de la colique végétale,
nous donnerons la description de l'épidémie traitée par Citois. *Stochkusen* (1), qui pratiquait dans
un pays rempli de mines, a eu souvent à observer
ver les maux que leur extraction cause ; il a décrit la colique métallique avec plus de précision
qu'on ne l'avait fait jusqu'à lui; son traité est
aussi bon que l'époque où il écrivait le permet-
tait. Il parle aussi dans cet ouvrage, que nous
aurons occasion de citer souvent, de plusieurs
des terminaisons de la colique métallique.

Calmeth, *Moûrsousmith* et *Henckel* parlèrent,
dans leurs ouvrages, de cette colique, au commencement du dix-huitième siècle. Le dernier
en parle plus au long dans sa pyritologie (2);

_____

(1) *De lithargirii fumo noxio morbifico, ejusque metallico frequentiori morbo vulgo dicto.* Goslar, 1656. Ce
livre est fort rare en France. Gardane en a donné une traduction en un volume in-douze en 1776.

(2) *Op. cit.* (Voyez page 3.)

mais il ne fit guère que répéter ce qu'avait dit Stockhusen.

C'est au milieu de ce dix-huitième siècle, qu'on vit éclore de toute part des traités sur la colique métallique. Les différens médecins de l'Europe s'en occupèrent presque simultanément et comme à l'envi les uns des autres. Il en parut en Allemagne, en Angleterre, en Hollande, en France. C'est sur-tout en Allemagne où l'on en vit davantage. La raison en est, je crois, dans le nombre prodigieux de mines que ce pays renferme, particulièrement la Saxe, ce qui explique la fréquence de la maladie. En France, ce fut sur-tout le mode de traitement qui donna lieu à des discussions et à des traités sur cette maladie. Nous ferons connaître les opinions répandues dans ces écrits, au moins les plus essentielles, afin de ne rien omettre pour ceux qui voudraient connaître tout ce qui a rapport à notre sujet.

Il en est sur-tout trois qui furent remarqués en France : une thèse soutenue sous la présidence de M. Dubois, doyen de la faculté de médecine de Paris (1). Elle est écrite d'un style souvent éloquent, mais qui tombe par fois dans l'en-

(1) *An colicis figulnis venœ sectio? negat.* 1751 ; elle a été réimprimée sans changement en 1756. Elle est assez rare.

flure : son auteur prouve la supériorité du traitement de la Charité contre ceux qui en blâmaient
l'usage ; il défend sur-tout l'emploi de la saignée
dans cette maladie.

Le second est une autre thèse de M. Astruc (1),
où il changea toutes les idées reçues jusqu'alors
sur le siége de la colique métallique, qu'il plaça
dans la racine des nerfs, qui naissent de la moëlle
épinière. C'est dans cet ouvrage qu'il prétend
qu'une cause externe peut causer cette colique. Il
assure qu'un coup porté sur la colonne vertébrale
peut produire une véritable colique métallique,
ou une rachialgie. Dans une autre dissertation sur
la même maladie, il discute si la saignée doit y
être employée : il est pour l'affirmative (2).

Le troisième est l'ouvrage de Tronchin (5),
qui a produit tant de critique et un déchaîne-
ment presque général des médecins. Il entrait
certainement un peu d'envie, que la haute réputation de Tronchin explique assez ; mais on
blâma généralement, et avec raison, la méthode
de traitement qu'il conseille. Bouvart fut celui

---

(1) *De rachialgiâ.*

(2) *Ergo morbo colico Pictonum dicto venœ sectio in cubito ?* Paris, 1757.

(3) *Op. cit.* (Voyez p. 2.)

qui le maltraita le plus dans un écrit anonyme (1).

La dissertation de Dehaën, qui parut à peu
près à la même époque; les recherches de Bordeu, insérées dans différens volumes du Journal
de Médecine; les observations de M. Combalusier,
sont des ouvrages qui succédèrent aux précédens, et dont nous aurons occasion de parler
dans la suite. Ils jetèrent beaucoup de jour sur
la colique métallique.

CHAPITRE III.

Des personnes susceptibles de contracter la colique métallique.

Les arts si utiles à l'homme exposent ceux
qui les exercent à un grand nombre de maladies, et les victimes de leur profession sont
malheureusement trop nombreuses. Pour nous
renfermer dans l'objet qui nous concerne, on
va voir combien de gens de professions différentes sont sujets à la seule colique métallique,

---

(1) Examen d'un livre qui a pour titre ; *Tronchin, in
academiâ Genevensi, etc.* Genève, 1758.

qui est, à la vérité, une des plus fréquentes maladies de celles produites par l'emploi des métaux.

Nous classerons les personnes susceptibles d'être attaquées de la colique métallique, en celles qui le sont par état, et en celles qui le sont accidentellement ; les premières seront sous-divisées suivant la cause de la maladie, c'est-à-dire, suivant que la colique sera due au plomb, au cuivre, aux minéraux, etc.

1°. *Ouvriers qui contractent la colique métallique par l'emploi du plomb ou de ses préparations.*

Les *peintres* et *barbouilleurs*. Les gens de cette profession sont ceux qui la contractent le plus souvent, ce qui lui a fait donner le nom de *colique des peintres* (colica pictorum). Près de la moitié des malades qui sont affectés de cette colique sont des peintres en bâtimens. Les *marchands de couleurs*, les *broyeurs de couleurs* sont dans le même cas. Il faut attribuer à la multitude de préparations de plomb qu'ils emploient journellement, la grande fréquence de cette affection chez ce genre d'ouvriers.

Tronchin prétend que les *peintres de portraits* sont susceptibles d'être attaqués de la colique métallique. Bouvart, son antagoniste, a nié ce fait. Le premier avait avancé qu'ils meurent tous fort jeunes ; mais Bouvart lui en cite au hasard dix-huit à dix-neuf, dont le moins âgé est mort à soixante-un ans. Mon sentiment est qu'ils sont susceptibles de la contracter. Le grand usage qu'ils font de couleurs tirées des préparations de plomb, les rend susceptibles de contracter cette maladie. Cependant, comme ils emploient ces couleurs en petite quantité, qu'elles sont bien broyées et très-fines, elles agissent moins que chez les peintres en bâtimens. D'ailleurs ils sont plus propres en général que ces derniers, ce qui est une cause pour ne la pas gagner aussi souvent.

Plombiers. Après les peintres en bâtimens, les plombiers sont les ouvriers qui sont le plus fréquemment attaqués de cette maladie ; aussi l'a-t-on désignée également par l'épithète de colique des plombiers, *colica plumbariorum.* Dans cette profession on n'emploie que le plomb en nature, et c'est sur-tout dans le temps de la fonte de ce métal qu'on la contracte.

Les *potiers de terre* viennent en troisième, pour la fréquence à être pris de la colique métallique : ils ont aussi donné leur nom à cette affection connue de quelques auteurs sous le titre de colique des potiers , *colica figulina*. C'est l'usage des chaux métalliques tirées du plomb dont ils revêtent leur poterie qui leur cause cette maladie.

Les *faïenciers* sont dans le même cas que les potiers de terre, et sont pris de la colique pour les mêmes causes et de la même manière. Comme cette profession est moins commune, il y a un moins grand nombre d'ouvriers qui travaillent en ce genre, et conséquemment moins qui en soient attaqués ; aussi n'ont-ils pas eu l'honneur de donner leur nom à cette affection. Les trois professions précédentes sont les seules dans ce cas.

Les *lapidaires* viennent ensuite pour la fréquence ; ils doivent la colique à l'emploi des roues de plomb dont ils se servent pour tailler certaines pierres précieuses.

Les *imprimeurs*, qui emploient des caractères où il entre une grande quantité de plomb, en sont assez fréquemment attaqués. Les *fondeurs de caractères* le sont plus souvent que ceux qui travaillent à la casse ; ceux à la presse le sont rarement.

Les *vitriers* se servent de céruse dans la fabrication du mastic, dont ils usent habituellement pour assujettir les carreaux. Autrefois ils employaient des lames de plomb au même usage, ce qui leur causait bien plus fréquemment encore la colique métallique.

Les *ciseleurs* travaillent sur différens métaux, quelquefois sur le plomb ou sur des alliages où ce métal entre, ce qui fait qu'ils sont sujets à la colique des métaux.

Les *joailliers*, les *orfévres*, les *bijoutiers*, les *metteur-en-œuvres* sont quelquefois pris de la colique métallique, sur-tout ceux qui travaillent en faux; les alliages dont ils se servent en donnent la raison.

Les *cartiers*, coloriant leurs cartes avec des oxides de plomb, sont atteints de cette maladie.

Les *essayeurs* emploient le plomb pour coupeller l'argent, ce qui leur cause la colique dont nous traitons. Les *monnayeurs* la gagnent aussi : peut-être est-ce aux alliages métalliques qu'ils font qu'ils en sont redevables.

Les *verriers* mêlent des oxides métalliques dans la composition de certains verres coloriés, et partant sont quelquefois atteints de la colique métallique.

Les *passe-talonniers* blanchissent avec la céruse les talons des souliers dont quelques femmes âgées se servent encore, et dont toutes se servaient il y a cinquante ans. Maintenant cette communauté n'existe plus, ou il y a peu d'ou-

vriers en ce genre, de sorte qu'on n'en voit plus
guère venir se faire traiter de la maladie qui nous
occupe à l'hôpital de la Charité.

Les *cordonniers* sont dans le même cas; c'est à
la poix blanche dont ils se servent qu'ils sont redevables de la colique dont ils sont encore quelquefois pris.

Les *ceinturiers* ou *ceinturonniers* sont attaqués
de la colique métallique pour les mêmes raisons
que les passe-talonniers.

Les *doreurs* à l'huile, en détrempe, qui se servent de couleurs faites avec des préparations de
plomb, sont atteints de cette affection. Les doreurs sur métaux, qui emploient le mercure, en
sont rarement malades; ils sont plutôt pris du
tremblement des doreurs, dont nous parlerons
dans un mémoire placé à la fin de cet ouvrage.

Les *chimistes* sont très-souvent affectés de cette
maladie; ceux qui font des travaux continus sur les
métaux, sur-tout sur le plomb et ses préparations,
comme les fabricans de minium, de céruse, de
litharge, de sel de saturne, etc., en sont plus souvent pris que ceux qui ne font que des expériences passagères.

Les *pharmaciens* sont quelquefois dans les mêmes
circonstances que les chimistes; ils emploient
fréquemment des préparations de plomb, dans

les emplâtres, les onguens, l'extrait de saturne, etc.

Les *fabricans de couleurs* peuvent être assimilés
aux chimistes, puisque cet art n'est réellement
qu'une application de la chimie ; ils sont souvent
atteints de cette maladie.

Les *marchands de vin* qui frelatent leurs vins
avec la litharge, sont quelquefois les premières victimes de leur fourberie, soit que cette cause agisse
lorsqu'ils manient les préparations saturnines,
soit en goûtant leurs perfides mélanges.

Les *chapeliers*, employant des teintures où il
entre des oxides de plomb, sont quelquefois pris
de cette colique.

Les *épiciers*, qui vendent dans quelques circonstances de la céruse, de la litharge, n'échappent point non plus à cette affection.

Les *mineurs*. Nous aurions dû les placer en tête
de la liste des ouvriers susceptibles de contracter
la colique métallique, si l'on avait occasion de les
observer dans les grandes villes ; cette classe
est fort nombreuse, et les auteurs allemands en
ont parlé principalement dans leurs traités.

Les ouvriers qui emploient des ouvrages teints
récemment avec des couleurs où il entre des sels
ou oxides métalliques, peuvent aussi contracter
cette maladie ; c'est ainsi que cela arrive quelque-

fois aux ouvriers *tapissiers*, qui travaillent avec des laines, des soies nouvellement teintes.

2°. *Ouvriers qui contractent la colique métallique par l'emploi du cuivre et de ses préparations.*

Beaucoup de *peintres* attribuent les coliques qu'ils éprouvent au vert-de-gris, qui est un oxide de cuivre, plutôt qu'aux préparations de plomb.

Les *chaudronniers* n'emploient que le cuivre laminé ou battu, et cependant ils sont assez souvent atteints de la colique.

Les *tourneurs* en cuivre en sont également affectés : les parcelles de ce métal qui s'échappent dans leur travail peuvent faciliter chez eux l'introduction de la maladie.

Les *boutonniers* en cuivre contractent cette affection assez souvent.

Les *polisseurs* en cuivre y sont aptes comme les ouvriers précédens : j'ai eu occasion de la voir chez un polisseur d'instrumens de physique.

Les *fondeurs* en cuivre, en bronze, en sont très-susceptibles, lors des fontes de ce métal ou de ses alliages ; les *statuaires* en métaux n'en sont pas exempts non plus.

Il n'y a pas jusqu'aux *horlogers* qui ne puissent aussi être attaqués de la colique métallique, par suite de l'emploi qu'ils font de ce métal dans les pièces dont se composent les pendules, les montres, etc.

3º. *Ouvriers susceptibles de contracter la colique métallique par l'emploi du fer.*

Je trouve sur les registres de la Charité des ouvriers qui n'emploient que du fer dans leurs travaux, et qui sont venus se faire traiter à cet hôpital de la colique métallique : avaient-ils accidentellement cette maladie ? c'est ce que je n'ose affirmer.

Les *serruriers*. Ces ouvriers se présentent plusieurs fois sur les listes dont je viens de parler ; mais à peine en observe-t-on un ou deux sur cent.

Les *armuriers* y sont à peu près dans la même proportion ; il est vrai que ceux-ci emploient du cuivre dans la confection des fusils, pistolets, etc.

Les *ferblantiers* sont aussi sur la liste des ouvriers qui viennent se faire traiter à l'hôpital de la Charité de la colique métallique.

4º. *Ouvriers susceptibles de contracter la colique métallique par l'emploi de l'étain.*

J'observe plusieurs *potiers d'étain* sur les registres de l'hôpital de la Charité. Je ne sais si c'est à ce seul métal qu'il faut en attribuer la naissance, puisqu'on n'en emploie pas d'autres dans cet état ;

peut-être pourtant serait-ce à la *soudure* qui est un alliage de l'étain avec le plomb, qu'on devrait l'attribuer.

5°. *Ouvriers susceptibles de contracter la colique métallique par l'emploi du mercure.*

Plusieurs auteurs affirment que le mercure est susceptible de causer la colique métallique ; ils citent pour preuve les doreurs sur métaux, qui n'emploient effectivement que l'or, ou l'argent, et le mercure. Depuis le temps que j'observe cette maladie, je ne sais si j'ai un exemple bien avéré de cette colique chez un doreur sur métaux ; mais j'ai souvent observé chez eux, ce que j'appelle le *tremblement des doreurs.* Voyez le mémoire sur le tremblement des doreurs, qui est à la fin de cet ouvrage.

6°. *Des ouvriers susceptibles de contracter la colique métallique par l'action de particules minérales.*

Les registres de la Charité signalent une grande quantité d'ouvriers qui, sans employer aucun métal, mais exposés seulement à l'action de particules minérales, sont affectés de coliques tout-à-fait semblable à la métallique, et qui cèdent au même traitement. En voici la liste.

Les *carriers*, qui respirent les molécules qui se détachent des pierres qu'ils extrayent.

Les *plâtriers*, celles du plâtre qu'ils battent.

Les *chaufourniers*, celles de la pierre à chaux avant la cuisson, et celles de la même lorsqu'elle est cuite.

Les *tailleurs de pierres*, celles des pierres qu'ils façonnent.

Les *marbriers*, celles du marbre qu'ils travaillent.

Les *statuaires*, pour les mêmes causes que les précédens, quoique moins fréquemment.

Les *rémouleurs* ou gagne-deniers, qui respirent les parcelles qui s'échappent des roues de grès dont ils se servent.

Les *diamantaires*, au moyen des parcelles que fournissent les pierres qu'ils taillent, ou celles qu'ils emploient pour la taille des diamans.

Les *flaconniers*, peut-être à cause des poussières vitreuses qui se forment en polissant le verre.

Les *salpêtriers* contractent la colique métallique par suite de l'action des particules terreuses, salines et pierreuses dans lesquelles ils sont sans cesse.

7°. *Personnes susceptibles de contracter la colique métallique par l'action de particules acides ou astringentes.*

On trouve quelquefois, sur les listes des registres de la Charité, des *vinaigriers*, rangés au nombre des malades ayant la colique que nous appelons métallique.

Desbois de Rochefort affirme avoir vu plusieurs fois des personnes affectées de colique métallique, seulement pour avoir bu des vins aigres et non falsifiés, ou pour s'être nourries de fruits verts.

8°. *Ouvriers susceptibles de contracter la colique métallique par le fait du vernis.*

On voit figurer sur les registres de la Charité, des vernisseurs parmi les ouvriers atteints de la colique ; ces gens ne se servent absolument que de vernis à l'essence de térébenthine.

J'ai soigné un ouvrier de cet état, qui avait été atteint de la colique métallique quelques jours après avoir cassé dans sa chambre une bouteille d'essence qui y laissa une odeur très-forte pendant un certain temps.

Beaucoup de peintres croient que leurs coliques sont causées seulement par le vernis, et non par les couleurs; c'est sans doute une erreur ; mais elle prouve au moins que le vernis la cause quelquefois.

9°. *Des personnes qui contractent accidentellement la colique métallique.*

Tous ceux dont nous venons de parler doivent

à leur profession la maladie dont nous traitons ; les suivans n'en sont redevables qu'à des causes accidentelles.

Les personnes qui prennent à l'intérieur des préparations de plomb, contractent la colique métallique au bout de quelque temps. C'est ainsi que *Tissot* a vu trois fois cette colique être causée par l'administration, à l'intérieur, du sucre de saturne (acétate de plomb).

Les gens qui boivent des vins lithargés en sont également pris, de même que ceux qui boivent des eaux gardées dans des réservoirs de plomb pendant long-temps.

Les personnes qui séjournent ou couchent dans des appartemens trop fraîchement peints, sont atteintes de cette colique ; quelquefois pour y avoir couché seulement une fois ou deux.

Enfin, ceux qui respirent accidentellement la fumée des métaux, sur-tout des préparations saturnines, ou qui mangent des alimens cuits à cette fumée peuvent en être pris. Nous parlerons, par la suite, de plusieurs personnes attaquées de colique métallique, pour avoir fait usage d'un pain cuit dans un four chauffé avec du treillage peint en vert.

Nous venons de donner une liste détaillée des différens états où l'on est susceptible de contracter la colique métallique ; quelque étendue qu'elle soit, nous en avons peut-être omis quelques-uns, nous en avons passé plusieurs autres à dessein, parce qu'il est probable que ceux qui les professent avaient accidentellement été pris de cette affection. Par exemple, on trouve sur les listes un *boucher*, un *maquignon*, un *rôtisseur*, un *clerc de procureur*, un *soldat*, etc., qui n'ont certainement aucune cause de cette maladie dans leur profession.

Je crois devoir faire connaître les listes que l'on dressait anciennement à la Charité du nombre des malades que l'on traitait de cette colique chaque année. Dans ces listes, on tient compte de l'état, de l'âge, du jour de l'entrée et du jour de sortie de ces individus. Je transcris ici les malades entrés pendant une année ; je prends au hasard ceux de l'année 1766, à quoi j'ajouterai ceux de la dernière, 1811, comme point de comparaison.

Nota. Ceux qui sont morts sont marqués d'un astérique.

MÉTIER.	AGE.	ENTRÉE.	SORTIE.

JANVIER 1776.

Peintre.	18	1	17 janvier.
Limonadier.	19	6	27 idem.

MÉTIER.	AGE.	ENTRÉE.	SORTIE.
Peintre.	23	8	20 idem.
Peintre.	27	10	22 idem.
Peintre.	42	13	22 idem.
Peintre.	22	13	22 idem.
Peintre.	36	13	12 février.
Potier de terre.	45	17	25 janvier.
Potier de terre.	28	17	25 idem.
Peintre.	28	17	5 février.
Peintre.	47	17	31 janvier.
Potier de terre.	49	17	10 février.
Peintre.	37	24	5 idem.
Peintre.	22	29	10 idem.
Peintre.	45	31	14 idem.
Cordonnier.	26	31	20 idem.

FÉVRIER.

Faïencier.	38	10	24 février.
Faïencier.	42	14	10 mars.
Peintre.	28	14	7 idem.
Fondeur.	31	14	26 février.
Lapidaire.	32	14	24 idem.
Peintre *.	66	14	22 mars.
Plombier.	32	17	1 idem.
Peintre.	21	17	28 février.
Peintre.	25	21	27 idem.
Plombier.	40	21	12 mars.

MÉTIER.	AGE.	ENTRÉE.	SORTIE.
Faïencier.	46	24	17 idem.
Ciseleur.	15	24	10 idem.
Peintre.	54	25	14 idem.
Peintre.	20	26	28 idem.
Lapidaire.	29	28	15 idem.
Peintre.	25	28	15 idem.

M A R S.

Soldat suisse.	25	3	10 juillet.
Peintre.	40	5	14 mars.
Clerc d'avocat.	19	10	16 idem.
Lapidaire.	31	10	19 idem.
Potier de terre.	24	10	21 idem.
Peintre.	30	10	16 avril.
Ouvrier en glaces.	60	19	26 mars.
Peintre.	24	24	14 avril.
Peintre.	33	24	4 idem.
Potier de terre.	48	28	9 idem.
Chaudronnier.	23	28	14 idem.
Peintre *.	27	28	30 mars.
Gagne-denier.	43	31	21 avril.
Peintre.	37	31	25 idem.

A V R I L.

Ouvrier en glaces.	42	4	23 idem.
Peintre.	50	7	7 mai.

MÉTIER.	AGE.	ENTRÉE.	SORTIE.
Plombier.	25	9	18 avril.
Peintre.	65	11	23 idem.
Plombier.	33	14	7 mai.
Potier de terre.	3o	16	23 avril.
Fondeur.	29	18	28 avril
Domestique.	22	18	5 mai.
Plombier.	26	23	5 idem.
Potier de terre.	24	25	2 idem.
Broyeur de couleurs.	42	28	23 idem.

M A I.

Peintre.	38	1	9 mai.
Peintre.	22	2	11 idem.
Lapidaire.	24	2	18 idem.
Peintre.	32	2	9 juin.
Peintre.	25	2	12 mai.
Peintre.	25	7	14 idem.
Peintre.	4o	12	2 idem.
Peintre.	21	14	20 idem.
Plombier.	25	19	9 juin.
Plombier.	22	19	2 idem.
Peintre.	37	19	9 idem.
Plombier.	33	23	2 idem.
Peintre *.	55	26	2 idem.
Lapidaire.	23	26	13 juin.

MÉTIER.	AGE.	ENTRÉE.	SORTIE.
Peintre *.	37	28	26 idem.
Plombier.	32	30	6 idem.

JUIN.

MÉTIER.	AGE.	ENTRÉE.	SORTIE.
Peintre.	30	2	13 juin.
Fondeur.	23	4	13 idem.
Peintre.	36	6	27 idem.
Potier de terre.	29	6	11 idem.
Peintre.	48	9	13 juillet.
Peintre.	32	9	23 idem.
Peintre.	19	9	28 idem.
Peintre.	26	13	7 idem.
Peintre.	25	16	3 juin.
Serrurier.	52	16	7 juillet.
Peintre.	28	16	4 idem.
Chapelier.	43	18	1 idem.
Lapidaire.	44	18	4 idem.
Peintre.	24	20	30 juin.
Vitrier.	24	23	27 idem.
Cordonnier.	25	23	27 idem.
Peintre.	50	23	28 idem.
Vernisseur.	20	23	11 juillet.
Peintre.	65	27	1 idem.
Plombier.	26	30	10 idem.
Peintre.	22	30	11 idem.

MÉTIER.	AGE.	ENTRÉE.	SORTIE.
Peintre.	41	30	18 juillet.
Salpêtrier.	57	30	9 idem.

JUILLET.

MÉTIER.	AGE.	ENTRÉE.	SORTIE.
Peintre.	55	2	14 juillet.
Peintre.	21	4	11 idem.
Peintre.	54	4	11 idem.
Potier de terre.	61	7	27 idem.
Peintre.	19	7	14 idem.
Potier de terre.	26	7	18 idem.
Peintre.	29	11	28 idem.
Plombier.	28	11	25 idem.
Peintre.	32	11	28 idem.
Peintre *.	62	11	13 idem
Peintre.	30	11	11 août.
Peintre.	25	11	21 juillet.
Peintre.	33	16	30 idem.
Faïencier.	28	18	30 idem.
Faïencier.	37	18	1 août.
Potier de terre.	22	18	25 juillet.
Peintre.	32	21	3 idem.
Peintre.	44	21	30 idem.
Peintre.	26	21	14 août.
Peintre.	31	23	1 idem.
Peintre.	37	23	11 idem.

3

MÉTIER.	AGE.	ENTRÉE.	SORTIE.
Peintre.	25	23	18 idem.
Peintre.	29	25	6 août.
Peintre.	50	25	20 idem.
Plombier.	23	25	1 idem.
Peintre.	27	23	8 idem.
Doreur.	18	25	10 idem.
Peintre.	22	28	4 idem.
Plombier.	22	30	12 idem.
Peintre.	20	30	8 idem.

AOUT.

Peintre.	16	4	20 août.
Chaudronnier.	38	6	15 idem.
Peintre.	17	6	18 idem.
Marchand de vin.	32	6	22 idem.
Ouvrier en glaces.	55	6	20 idem.
Peintre.	29	8	11 idem.
Peintre.	40	8	8 sept.
Peintre.	20	11	20 août.
Peintre.	42	11	11 sept.
Peintre *.	19	11	21 août.
Peintre.	52	11	20 idem.
Peintre.	30	15	29 idem.
Peintre.	53	15	1 sept.
Peintre.	54	15	24 août.

MÉTIER.	AGE.	ENTRÉE.	SORTIE.
Peintre.	33	15	1 sept.
Peintre.	34	15	24 août.
Plombier.	51	18	29 idem.
Plombier.	26	20	29 idem.
Peintre *.	19	20	7 sept.
Peintre.	33	22	8 idem.
Plombier.	30	25	8 idem.
Broyeur de couleurs.	27	25	9 idem.
Peintre.	26	25	2 idem.
Peintre.	26	25	7 idem.
Broyeur de couleurs.	20	29	12 idem.

SEPTEMBRE.

MÉTIER.	AGE.	ENTRÉE.	SORTIE.
Serrurier.	25	1	10 sept.
Lapidaire.	15	1	15 idem.
Faïencier.	32	1	12 idem.
Chaudronnier.	21	1	26 idem.
Fondeur.	24	3	15 idem.
Peintre.	51	3	17 idem.
Peintre.	29	3	15 idem.
Peintre.	65	5	22 idem.
Peintre.	40	8	12 idem.
Peintre.	45	8	17 idem.
Peintre.	31	8	17 idem.
Peintre.	30	8	19 idem.

MÉTIER.	AGE.	ENTRÉE.	SORTIE.
Peintre.	23	10	19 sept.
Peintre.	64	10	22 idem.
Plombier.	34	12	26 idem.
Peintre.	37	17	1 octobre.
Peintre.	25	18	29 sept.
Broyeur de couleurs.	25	19	10 octobre.
Lapidaire.	27	22	5 idem.
Peintre.	24	24	30 sept.
Chaudronnier.	58	26	11 octobre.
Peintre.	50	26	21 idem.
Peintre.	50	26	10 idem.
Peintre.	15	26	10 idem.
Peintre.	26	29	8 idem.
Faïencier.	30	29	13 idem.

OCTOBRE.

Plombier.	23	1	15 octobre.
Peintre.	24	1	17 idem.
Peintre.	25	1	5 idem.
Peintre *.	40	1	6 idem.
Peintre *.	21	3	24 idem.
Peintre.	50	6	17 idem.
Peintre.	35	6	29 idem.
Plombier.	37	6	20 octobre.
Peintre.	26	6	29 idem.

MÉTIER.	AGE.	ENTRÉE.	SORTIE.
Peintre.	22	8	22 décemb.
Broyeur de couleurs.	24	14	29 octobre.
Vitrier.	26	13	7 idem.
Peintre.	62	13	19 idem.
Peintre.	25	13	20 idem.
Peintre.	29	15	7 idem.
Peintre.	24	17	7 idem.
Peintre *.	37	17	30 idem.
Peintre.	54	22	10 novemb.
Peintre.	31	24	5 idem.
Peintre.	22	24	2 idem.
Tabletier.	26	24	3 idem.
Peintre.	42	27	5 idem.
Potier de terre.	45	27	10 idem.
Plombier.	38	27	5 idem.
Faïencier.	20	31	10 idem.
Plombier.	24	31	10 idem.
Peintre.	28	31	9 idem.

NOVEMBRE.

MÉTIER.	AGE.	ENTRÉE.	SORTIE.
Peintre.	26	5	1 décemb.
Peintre.	46	5	11 novemb.
Peintre.	30	5	11 idem.
Peintre.	40	7	28 idem.
Broyeur de couleurs.	20	12	8 décemb.

MÉTIER.	AGE.	ENTRÉE.	SORTIE.
Peintre.	23	17	28 novemb.
Potier de terre.	39	17	28 idem.
Peintre.	50	17	28 idem.
Faïencier.	26	17	18 décemb.
Peintre.	50	19	1 idem.
Broyeur de couleurs.	22	19	19 idem.
Peintre.	29	21	8 idem.

DÉCEMBRE.

Plombier.	25	12	20 janvier.
Peintre.	20	12	29 décemb.
Plombier.	56	17	14 janvier.
Peintre.	25	19	2 idem.
Potier de terre.	27	19	12 idem.
Peintre.	34	22	2 idem.
Peintre.	48	24	7 idem.
Potier de terre.	39	31	14 idem.

Total des malades entrés.... 222

Morts..... 10

Guéris.... 212

ÉTAT des malades attaqués de la colique métallique, entrés pendant l'année 1811 à l'hôpital
de la Charité.

MÉTIER.	AGE.	ENTRÉE.	SORTIE.
JANVIER.			
Lamineur.	45	4	11 janvier.
Facteur d'orgues. *	40	13	20 idem.
Vernisseur.	30	14	20 idem.
Vernisseur.	27	14	20 idem.
Faïencier.	39	17	30 idem.
Lapidaire.	27	18	25 idem.
Peintre.	61	21	6 février.
Doreur sur métaux.	19	21	28 idem.
Faïencier.	26	25	3 idem.
Vernisseur.	25	31	11 idem.
FÉVRIER.			
Tabletier.	29	16	28 février.
Peintre.	46	18	10 mars.
Plombier.	42	19	10 idem.
Plombier.	30	19	28 idem.
Plombier.	52	26	10 idem.
Peintre.	25	27	9 idem.
Boutonnier. *	55	27	13 avril.
MARS.			
Fabricant de mine de plomb.	63	2	11 avril.
Peintre.	53	10	17 idem.

MÉTIER.	AGE.	ENTRÉE.	SORTIE.
Boutonnier.	50	15	24 avril.
Boutonnier.	46	23	31 idem.
AVRIL.			
Lapidaire.	32	6	22 avril.
Distill. d'eau forte.	53	16	21 mai.
Vigneron.	30	30	25 idem.
Imprimeur.*	51	30	18 idem.
MAI.			
Peintre.	34	7	18 mai.
Peintre.	31	15	23 idem.
Peintre.	53	22	30 idem.
Faïencier.	55	30	15 juin.
JUIN.			—
Tourneur en cuivre.	21	4	21 août.
Peintre.	40	9	18 idem.
Faïencier.*	55	9	15 idem.
Lapidaire.	33	16	4 juillet.
Peintre.	35	22	4 idem.
JUILLET.			
Boutonnier.	56	10	18 juillet.
Lapidaire.	21	16	25 idem.
Broyeur de couleurs.*	36	19	6 août.
Broyeur de couleurs.	26	24	29 idem.
Boutonnier.	51	26	11 idem.
AOUT.			
Peintre.	52	14	27 août.

MÉTIER.	AGE.	ENTRÉE.	SORTIE.
Plombier.	43	27	2 octobre.
Potier de terre.	45	31	17 sept.

SEPTEMBRE.

Fondeur en plomb de chasse.	33	23	29 sept.
Boutonnier.	31	27	6 octobre.
Peintre.	52	27	23 décemb.

OCTOBRE.

Fondeur.	34	14	24 décemb.
Faïencier.	27	15	20 idem.
Vernisseur.	55	21	9 novemb.
Peintre.	18	26	13 idem.

NOVEMBRE.

Peintre.	32	5	14 novemb.
Plombier.	26	8	19 idem.
Faïencier.	64	20	2 décemb.
Peintre en voiture.	19	31	15 idem.

DÉCEMBRE.

Boutonnier.	30	3	18 jan. suiv.
Peintre.	30	4	11 idem.
Calcineur.	55	9	21 idem.
Peintre.	58	30	3 fév. 1812.

TOTAL des malades entrés 57
morts   5
guéris 52

On voit, d'après ces listes, que les peintres sont toujours les plus nombreux des ouvriers qui viennent à la Charité chercher du secours contre la colique métallique.

On voit que le *cuivre* et le *vernis* ont été la source de plusieurs coliques de même nature que celles produites par le plomb et ses préparations.

On a déjà remarqué que cette liste est beaucoup moins nombreuse que la première ; cela tient à plusieurs causes qu'il est bon d'expliquer. D'abord il y a généralement moins de travaux, à cause des circonstances, qu'en 1766, ainsi il y a un nombre moindre d'ouvriers employés qu'à cette époque, conséquemment moins de sujets aux maladies attachées aux différentes professions.

La méthode de la Charité est maintenant connue et employée dans les nombreux hôpitaux de Paris, et le bureau central d'admission y distribue les malades des différens quartiers, tandis qu'autrefois tous les ouvriers pris de cette maladie venoient se faire traiter à la Charité, puis par la suite quelques-uns à l'Hôtel-Dieu, les seuls hôpitaux où l'on traitait ces maladies.

Les médecins qui exercent à Paris, ou du moins la plupart, connaissent le traitement de la Charité ; les malades savent qu'on les traitera aussi-bien chez eux qu'à l'hôpital, et ceux qui ont le moyen les appellent. Il y a cinquante ans, le public était persuadé qu'on ne pouvait être guéri qu'à la Charité, et venoit en foule à cet hôpital.

Quant à la mortalité, qui a été de cinq sur cinquante-sept, elle serait grande, si on avait pris indistinctement les malades ; mais plusieurs de ceux qui viennent à la Charité, n'y arrivent que fatigués par un traitement mal entendu, ou des récidives multipliées de leur colique, et dans un état qui ne laisse guère d'espoir de guérison : il faut toute la supériorité du traitement qu'on y emploie, pour vaincre sur un certain nombre la gravité des symptômes dont ils sont attaqués.

CHAPITRE IV.

Description de la maladie.

LA colique métallique frappe les ouvriers ou les personnes qui se trouvent exposées à l'action de ses causes excitantes ; et comme c'est particulièrement en travaillant sur les métaux, sur-tout sur le plomb, qu'on la contracte, il s'ensuit que c'est principalement dans les grandes villes qu'elle est plus fréquente.

Invasion. Elle se fait ordinairement en peu de jours ; d'autres fois lentement et d'une manière graduée.

Dans la première variété, il prend assez vivement des coliques plus ou moins fortes, qui cesssent par instant, mais qui reviennent le moment d'après pour durer davantage, jusqu'à ce qu'elles soient continues ; et alors même elles ont encore des redoublemens à certains momens. Le ventre commence à devenir paresseux, l'excrétion des matières salvines est de plus en plus difficile, et exige des efforts fatigans ; ces matières se durcissent, et ne sortent plus ordinairement que sous forme de crottins : lorsque les douleurs sont très-fortes, il se manifeste des nausées, même des vomissemens. Le ventre commence à se rétracter, c'est-à-dire, à s'enfoncer vers l'ombilic ; il y a perte d'appétit, de sommeil ; l'anxiété est quelquefois extrême ; alors les malades sont obligés de cesser leurs travaux et d'implorer les secours de la médecine. Remarquons que tous ces phénomènes sont sans fièvre, malgré que les douleurs soient quelquefois atroces, et à faire jeter les hauts cris aux malades.

Il arrive parfois que les malades sont frappés de la colique soudainement ; elle est, pour ainsi dire, instantanée : le moment d'auparavant ils ne res-

sentaient rien, et tout à coup lés symptômes se
développent avec violence; mais il faut avouer
que cette invasion est assez rare, et qu'à peine
sur cent sujets en trouve-t-on un qui en ait été
atteint de cette manière.

La seconde variété d'invasion ne diffère de
celle-ci, que par le temps qui s'écoule entre les
premiers symptômes et l'époque où les malades
sont forcés par leur violence à chercher du secours: les coliques sont d'abord presque toujours
sourdes, il y a des intervalles où les malades n'en
sentent plus, puis elles reviennent à des dis-
tances moins grandes, et de plus fortes en plus
fortes ; cependant ceux qui en sont atteints peuvent encore travailler les premiers jours ; ils
le peuvent même quelquefois dans le cas d'invasion prompte. Les symptômes que nous venons
de décrire plus haut, se manifestent plus lentement;
mais peu à peu ils acquièrent plus d'intensité; il s'y joint ordinairement des vomissemens
journaliers, qu'on n'observe que rarement quand
l'invasion de la maladie est plus vive. Enfin la
maladie est déclarée totalement, et ne se distingue
plus de la variété précédente.

Les malades, outre ces symptômes, en ont de
communs aux deux variétés d'invasion: ainsi, la
face est pâle, ou un peu jaunâtre, grippée dans la

douleur ; si on place la main sur le ventre, loin
d'augmenter la douleur, on la soulage ; il n'y a
presque jamais de céphalalgie ; la respiration est
quelquefois gênée, mais seulement par l'effet d'une
contraction générale, ou de spasmes causés par la
violence des coliques.

Marche de la maladie. Les symptômes de la
colique iroient progressivement en prenant de
l'intensité, si l'on n'y opposoit pas un traitement
convenable : si on l'administre, les malades ne
tardent point à en éprouver un soulagement
marqué, puis la guérison. Le deuxième ou le
troisième jour, les symptômes s'allègent, et toujours
en raison directe de la quantité des évacuations
alvines. Le ventre reprend sa souplesse ; les
intestins redeviennent plus faciles ; les douleurs se
modèrent et finissent par s'éteindre tout-à-fait ;
l'appétit et le sommeil reviennent ; le pouls s'as-
souplit et devient un peu plus fréquent qu'il n'était
pendant la maladie, où on l'observait d'une dureté fort remarquable.

La durée de la maladie est fort courte, si le
traitement convenable est mis en usage ; la guérison, dans ce cas, ne se fait pas attendre plus de
huit jours, dans les cas ordinaires, quelquefois
un peu plus pourtant.

La colique métallique se termine toujours sans

aucune espèce de crise. Les auteurs n'en citent
aucune, et ma pratique est d'accord avec eux sur
ce sujet. J'ai une seule fois vu une hémorrhagie
nasale arriver au troisième jour de la maladie (*voy.*
Observation 6), mais elle ne changea rien à la
marche ordinaire de la colique. Henckel (1) a vu
un fondeur jeune, vigoureux, d'un tempérament
sanguin, qui fut pris d'une tumeur rouge, douloureuse, à deux ou trois travers de doigt au-dessus du
nombril, du côté droit, le septième jour d'une
colique métallique. On l'amena à suppuration par
le moyen des émolliens, et avec le secours de
quelques bouillons et de quelques potions atté-
nuantes : il fut guéri de sa maladie. Ce cas est peut-
être le seul qu'on ait d'une tumeur critique dans
la colique métallique. *Fischer* (2) a pourtant prétendu qu'une éruption exanthématique pouvait
guérir cette maladie.

Il y a quelques symptômes accidentels de la
colique, dont il est nécessaire de parler. J'ai déjà
fait mention des vomissemens ; ils sont liquides,
verdâtres et amers ; les ouvriers peintres croient,
en rendant de semblables matières, rejeter du
vert-de-gris. Le vomissement cesse ordinairement

---

(1) *Pyrit,* pag. 476.
(2) *Bemerkungen über London.*

après le deuxième jour de traitement ; mais chez quelques malades il continue pendant une partie de sa durée, et ne finit que lorsqu'elle est sur son déclin.

On voit encore des douleurs dans les membres accompagner la colique dont nous traitons ; elles cèdent aux médicamens qui guérissent le fond de la maladie. Ces douleurs ont ordinairement leur siége dans les membres supérieurs, quelque-fois dans les cuisses et les jambes ; elles sont plus fortes pendant la nuit suivant Gardane, Desbois de Rochefort et Stoll ; d'après ce dernier, cela est bien plus remarquable dans cette affection que dans la siphilis, circonstance que je n'ai pas toujours remarquée. En place de douleurs, on observe, dans quelques circonstances, de la fai-blesse dans ces mêmes parties, avec un sentiment de lourdeur ; nous verrons que cela peut aller jusqu'à la paralysie.

Il y a quelques personnes qui ont des borbo-rygmes ; mais cela est rare, à cause de la con-traction presque générale du canal intestinal : on sait que c'est dans des circonstances con-traires que se forme l'irruption gazeuse dont nous parlons.

On observe des éructations fréquentes, qui

tiennent sans doute à la même cause que les borborygmes.

On voit quelquefois le délire se manifester, lorsque les symptômes sont d'une intensité considérable; mais s'il ne tient pas à une fièvre complicante, il cède aux premiers médicamens.

Il y a quelques autres symptômes accidentels qu'on ne voit que rarement, et qu'en conséquence nous ne ferons qu'indiquer ; tels sont l'ictère, la rétraction du testicule, des convulsions qui simulent des attaques d'épilepsie, etc.; mais, je le répète, ces épiphénomènes cèdent aux premiers efforts d'un traitement méthodique, ce qui les distingue des complications, qu'il faut combattre à part.

Pour compléter la description de cette maladie, nous allons revenir sur les principaux symptômes en particulier.

Rétraction de l'abdomen. La rétraction de l'abdomen, est un phénomène purement mécanique. Que l'on suppose une corde élastique, tendue du pubis au cartilage xiphoïde ; si elle est pressée de dedans en dehors, elle bombera; qu'on ne suppose, au contraire, rien qui la presse, elle reprendra son état naturel, c'est-à-dire, qu'elle formera une ligne exactement droite. Les intestins dans leur état ordinaire, poussent la couche des muscles antérieurs de l'abdomen en avant, et forment la saillie qu'on leur remarque; sont-ils retirés, contractés, comme dans la colique métallique, les parois musculaires forment la ligne droite, si le retrait des intestins n'est pas plus loin que cette ligne ; car s'ils sont plus enfoncés encore, les parois abdominales les suivent, probablement par l'effet de la pression atmosphérique, et alors ces parois, sur-tout la région ombilicale qui l'est naturellement un peu, sont excavés, derrière la ligne droite ou supposée dans cet état ; c'est ce que l'on appelle ventre *rentré en dedans*, ou simplement *rétracté ;* comme la contraction des intestins est d'autant plus forte que les douleurs sont plus vives, il s'ensuivra que plus la colique sera intense, plus le ventre sera rétracté; et, par contre, qu'on pourra juger de l'intensité d'une colique par le degré de rétraction du ventre.

A mesure que les douleurs cessent, les intestins reviennent à leur calibre ordinaire, le ventre reprend son volume naturel, revient plus souple, et bombe.

La *pression.* Lorsqu'on appuie la main vivement sur l'abdomen d'un homme qui a la colique métallique, on excite quelquefois une douleur légère ; mais si on l'applique graduellement, même en pesant beaucoup, bien loin d'augmenter ces coliques, elles diminuent, et le malade est soulagé. C'est un des bons caractères pour reconnaître cette maladie. Stoll remarque, avec raison, que la pression sur la région précordiale est souvent douloureuse; aussi est-ce l'ombilicale qu'il faut sur-tout exercer pour reconnaître son insensibilité. Les malades connaissent bien cet avantage de la pression; la plupart se serrent l'abdomen dans le moment de la douleur; d'autres s'appuient sur une chaise couchée; d'autres enfin se mettent des fardeaux sur le ventre pour arriver au même but. J'ai vu une femme en faire monter deux autres sur son ventre pour la soulager. *Fernel* (1), dans l'histoire de son peintre d'Angers, rapporte qu'il faisait monter trois hommes sur son ventre, pour diminuer les douleurs atroces qu'il y ressentait.

Si la douleur vient de la contraction des intestins, comme cela est probable, il est facile d'expliquer pourquoi la pression soulage. En pressant, l'intestin se trouve comme fixé entre les matières stercorales endurcies et la paroi abdominale comprimée; dès-lors suspension de contraction, de totalité au moins, de l'intestin; par conséquent point de douleurs dans cet instant.

_____

(1) *De Luis venereæ*, cap. 7.

4 *

Un fait vient à l'appui de cette explication ; c'est
que c'est chez ceux dont l'abdomen est le plus rétracté, que la pression est insensible, au lieu que
lorsqu'il l'est peu, elle l'est légèrement. Au surplus, on a donné jusqu'ici l'insensibilité à la
pression, comme un signe pathognomonique de
la colique métallique, c'est une erreur ; elle l'est
le plus souvent ; mais dans quelques cas, qui ne
sont pas rares, la pression est douloureuse, de sorte
qu'il faut l'ensemble des autres symptômes pour
reconnaître la maladie.

Les *coliques*. Astruc a avancé que la douleur
n'avait pas son siége dans le ventre, parce qu'en
palpant cette région, on n'en fait pas éprouver
au malade. Il pensait qu'elle avait son siége
dans les nerfs, qui partent de l'épine dorsale, d'où vient le nom de *rachialgia*, qu'il a
donné à la maladie. Suivant nous, les douleurs
de colique ont leur siége dans presque toute
l'étendue du canal intestinal. C'est particulièrement dans les intestins grêles qu'elles résident,
à en juger par le lieu où les malades les rapportent ; mais ils n'y rapportent que les douleurs
continues, tandis que celles qui sont plus vives
et qui prennent par accès, se manifestent dans
la direction des gros intestins, sur-tout du colon
transverse. C'est probablement à cette portion

d'intestin qu'il faut rapporter ce que les coli-
queux appellent la barre transversale, qu'ils ressentent au-dessous des fausses côtes. On pourrait
aussi rapporter au côlon ascendant et au côlon
descendant ce qu'ils désignent sous le nom de
douleurs de reins dans cette colique, lesquelles
sont quelquefois vives.

Quelle est la cause de la douleur de colique ?
Gardane (1) dit qu'elle ne vient que de la compression que les excrémens durcis exercent sur
les parois intestinales. Mais nous voyons souvent
des constipations opiniâtres sans coliques, malgré
que les excrémens soient également fort durs
lorsqu'on parvient à les surmonter. Il est vrai que
dans la colique qui nous occupe, les intestins sont
pour ainsi dire comprimés entre les excrémens
durcis et les parois abdominales rétractées. Le
phénomène de la rétraction n'existant pas dans
les autres constipations, peut établir pourquoi il
n'y a pas de douleurs. Pour moi, si j'étais forcé
de donner une explication des coliques, je pré-
sumerais que les douleurs continues sont dues
au resserrement spasmodique qui constitue cette
maladie, et les plus vives à des contractions passagères plus fortes et de peu de duré ayant
leur siége dans les gros intestins.

_____

(1) Essai sur la colique métallique, p. 202.

La *constipation*. Hippocrate avait déjà, de son temps, reconnu que le plomb avait une vertu siccative (1). C'est à cette qualité des préparations de plomb, que les auteurs attribuent le phénomène de la constipation dans cette maladie. Mais les autres substances qui causent la colique métallique, partagent-elles aussi cette propriété siccative? Pour moi, je pense que la constipation est une suite du resserrement progressif du canal intestinal, lequel, arrivé à un certain degré, ne permet plus l'expulsion des matières amassées, jusqu'à ce qu'un irritant puissant, vienne changer sa manière d'être morbifique, et produise la sortie des *cibala*. Au lieu de constipation, il y a quelquefois du dévoiement, ce qui contrarie plusieurs des idées qu'on se fait sur cette maladie, ce qui prouve qu'elle n'est pas due à la constipation ni au resserrement du canal intestinal, supposé que ce dernier n'existe pas lorsqu'il y a dévoiement.

L'*absence de fièvre*. C'est un des phénomènes les plus remarquables de cette maladie, qu'au milieu des douleurs les plus atroces, le pouls reste tranquille et régulier. Il faut avoir été témoin de cet état de la circulation, pour croire qu'il puisse exister chez un malade qui a la figure

─────────

(1) *De superf.*, sect. 3, p. 48, ed. Foës.

grippée, qui se tortille le corps, qui jette les hauts cris, et dont l'habitude du corps est dans des angoisses inexprimables, et qui peut aller jusqu'à se déchirer avec les dents, comme l'a vu Wilson. Cette absence de fièvre est un des symptômes les plus caractéristiques de cette affection, quoiqu'il ne soit pas toujours constant. Par exemple, sur les cinquante-sept malades qui sont venus se faire traiter à la Charité l'année dernière, trois seulement avaient de la fièvre. On voit que ce n'est qu'un accessoire de cette affection.

Les auteurs se sont évertués pour trouver la raison d'une circonstance aussi singulière, et de cette soustraction aux lois ordinaires de l'économie animale, où l'on observe qu'il suffit souvent d'une douleur légère, pour causer de la fièvre, telle que celle produite par un furoncle, une piqûre, un mal de dent, etc. La plupart le rejettent sur une prétendue qualité froide du plomb, qui leur semble motiver suffisamment la non existence de la fièvre.

J'aime mieux convenir que je ne connais aucune explication satisfaisante; il me paraît pourtant qu'elle est l'effet immédiat de la cause qui produit la maladie, puisque, lorsqu'au moyen d'un traitement convenable, on fait évanouir cette cause, le pouls reprend plus de fréquence, et

même de la souplesse. C'est même un signe que
la maladie est guérie, et que la convalescence est
certaine, lorsque le pouls reprend sa fréquence
et sa souplesse ordinaires. Ce fait a été observé
par Stoll et Lentin ; j'en ai plusieurs fois vérifié
l'exactitude. D'ailleurs, cette absence de fièvre
prouve évidemment un fait long - temps discuté,
c'est-à-dire, la nature non inflammatoire de la
maladie, comme nous en parlerons dans une autre circonstance.

Les *évacuations*. La matière du vomissement
est d'un vert poireau, d'une odeur quelquefois
très-fétide, d'un goût fort amer, que les malades
disent être analogue au plomb, d'autres au vert-
de-gris, etc., selon l'idée qu'ils se forment de la
substance qui a produit leur colique. La nature
en est assez ténue, visqueuse, mais en quantité
généralement médiocre. Les vomissemens sont
quelquefois spontanées, mais rarement ; ils sont
ordinairement provoqués dans l'origine du traitement. Henckel (1) avance que chez les individus
qui vomissent spontanément, la colique est moins
fâcheuse, tandis que s'ils n'ont que des nausées,
l'épilepsie, le délire se déclarent. Cela peut être
vrai dans les mines, où la maladie a toujours

----

(1) Pyrétologie, p. 476.

plus d'intensité que chez nous, car ici on n'observe aucune différence dans ces deux cas.

Les *urines* n'offrent aucun caractère particulier; tantôt elles sont un peu plus rouges que dans l'état de santé; quelquefois, au contraire, elles sont moins colorées. Elles sont, dans certaines occasions, rendues avec difficulté, avec strangurie même, ce qui peut provenir de la constriction générale où se trouve le système abdominal, et en particulier de celle des couloirs de ce liquide. Quant à leur quantité, elle est ordinairement proportionnée à celle des boissons. Je l'ai vue, mais rarement, déposer des mucosités, au fond du vase.

Les *excrétions alvines* sont, en général, d'un jaune remarquable. Les premières qui sortent après plusieurs jours de constipation sont arrondies, à la manière des crottins des quadrupèdes : ces déjections nagent au-dessus du liquide mêlées avec. Au bout de quelques jours elles se ramollissent et deviennent presque aqueuses; les selles, quelquefois nombreuses, ne produisent pas beaucoup de matières alvines. Dix-huit selles n'ont donné qu'environ six livres d'excrémens.

Luzuriaga (1) a remarqué qu'elles noircissaient

_____

(1) Dissertation medica sobre el colico de Madrid, insertá

l'argent; mais toutes ont cette propriété. *Wilson* a vu rendre le sang par l'anus à des gens affectés de la colique métallique dans les mines de Lead-Hils, ce qui l'obligeait de joindre des balsamiques, au traitement de la maladie principale.

Si nous examinons l'état des fonctions dans cette maladie, nous les trouverons dans l'état suivant.

La *circulation*, comme nous l'avons indiqué, n'est que peu ou point troublée lorsque cette maladie est simple; elle a seulement un peu moins d'activité. Dans quelques cas j'ai observé une légère irrégularité du pouls; mais elle a cessé avec la maladie. La chaleur est tout-à-fait naturelle, ce qui étonne beaucoup ceux qui voient les angoisses des malades.

La *respiration* est également assez tranquille, si ce n'est dans les coliques violentes, où elle est comme suspendue, ou au moins un peu gênée; mais dans le calme, elle est en bon état.

La *digestion* est totalement dérangée dans la

en las Memorias de la real Academia medica de Madrid, por el doctor don Ignatio-Maria Ruiz de Luzuriaga, socio de las reales Sociedades de Medicina è Historia natural de Edimburgo, etc. Madrid, 1796.

colique métallique ; plusieurs jours avant l'appétit se perd , il y a même vomissemens d'alimens dans quelques circonstances ; mais cette fonction revient assez promptement en bon état. A peine les coliques cessent-elles, que les malades demandent à manger , et au bout de quelques jours, la digestion est dans son intégrité.

La *nutrition* n'est dérangée que lorsque la colique est de longue durée ; on voit alors les malades maigrir beaucoup , leur teint s'altérer et prendre un aspect particulier.

Les autres fonctions ne subissent point d'altération, à l'exception de quelques cas rares. C'est ainsi qu'à la suite des coliques chroniques on voit quelquefois l'enflure générale ; que dans d'autres il y a un délire passager, etc., etc.

CHAPITRE V.

Observations particulières.

Nous allons présenter des observations particulières qui rendront plus lumineux le tableau général que nous avons donné de la colique métallique, et en préciseront davantage les symptômes. Nous allons en choisir quelques-unes des plus simples, nous réservant d'exposer les complications et les irrégularités de la maladie, à mesure que nous avancerons dans notre travail.

Coliques métalliques simples aiguës.

OBSERVATION PREMIÈRE. Étienne D..., peintre en bâtimens, âgé de trente-six ans, d'une bonne constitution, éprouva, au mois de novembre 1809, de légères coliques qui occupaient tout le ventre : son appétit se perdit ; il continua pourtant à travailler ; mais les coliques s'accrurent, malgré le lait qu'il prenait pour les apaiser. De la thériaque dans l'eau-de-vie, qu'il prit le soir, lui procura cependant un peu de soulagement. Il vint à la Charité se faire guérir seize jours après l'invasion de sa maladie. Il n'y avait pas de céphalalgie, la langue était sèche et blanche, la bouche mauvaise et amère, la respiration libre ; il ressentait dans le ventre de vives douleurs qui n'augmentaient pas à la pression, quoique le malade semblât la craindre. Il n'avait pas eu d'évacuations alvines depuis trois jours ; les urines étaient rares, le pouls lent ne donnait que quarante pulsations par minute ; le malade ne dormait pas depuis trois jours.

On commença de suite le traitement. Il alla
deux fois à la selle, urina beaucoup; les douleurs
et le pouls étaient dans le même état. Le vomitif
qu'on administra le deuxième jour de son entrée,
le fit rejeter huit fois des matières verdâtres; la
nuit il dormit, les douleurs furent moindres, et
le pouls redevint naturel. Les purgatifs l'éva-
cuèrent beaucoup les jours suivans, et le douzième jour de son entrée, il sortit de l'hôpital
parfaitement guéri.

OBSERVATION DEUXIÈME. Germain R..., faïencier, âgé de trente-trois ans, d'une bonne constitution, éprouva subitement, le 27 janvier 1804,
des douleurs abdominales très-vives, ayant leur
siège principal au nombril, accompagnées de
dureté et de rétraction du ventre. Il calmait ses
douleurs en se couchant sur cette région ou en
la comprimant. Le même jour il perdit l'appétit,
et n'eut point de selles; les coliques continuèrent la nuit, lui ôtèrent le sommeil. Les trois
jours suivans, les mêmes phénomènes continuèrent malgré l'usage du lait et des lavemens adoucissans que le malade prenait. Le quatrième, il
vint à la Charité; les douleurs étaient aiguës,
sans rémission, occupaient sur-tout la région
ombilicale; le ventre n'était ni très-dur, ni sensiblement rétracté; il y avait inappétence et cons-

tipation ; le pouls était à peu près naturel. On commença le traitement ; les premiers médicamens furent vomis sans mélange de bile ; les lavemens produisirent des selles copieuses de matières fécales durcies, et dès le soir de son entrée, le malade disait que les coliques avaient perdu les trois quarts de leur intensité. Il dormit la nuit ; le vomitif du lendemain, procura des évacuations considérables par haut et par bas ; les matières vomies étaient jaunes et amères. Les évacuans firent rendre des selles abondantes et liquides ; les jours suivans, les coliques disparurent, le sommeil et l'appétit revinrent ; et le cinquième jour de son entrée, le malade sortit de l'hôpital parfaitement guéri.

OBSERVATION TROISIÈME. Louis Antoine G..., âgé de trente-cinq ans, potier de terre depuis douze ans, d'une bonne santé, avait déjà eu six fois la colique métallique.

Il y avait une huitaine de jours qu'il éprouvait du malaise, de l'inappétence, de la constipation, et que la violence des efforts qu'il faisait pour aller à la selle, lui faisait rendre du sang avec les matières alvines, lorsqu'en mars 1803, étant de garde, il eut très-froid la nuit ; il ressentit alors de fortes coliques, et vomit abondamment. La nuit d'ensuite ces coliques furent si violentes, qu'il en eut le transport, et qu'il se roulait par la chambre. Le troisième jour il vint à la Charité. Le malade avait alors de l'altération, point de fièvre, de la constipation depuis l'invasion de la colique, pas d'appétit, le ventre rétracté ; on n'augmentait nullement les douleurs en pressant dessus. On commença le traitement le lendemain de son arrivée ; dès-lors les coliques furent moins vives, le ventre devint plus souple, moins rétracté ; l'appétit revint. Le cinquième jour il était parfaitement guéri, et sortit de l'hôpital.

OBSERVATION QUATRIÈME. Antoine Nicolas L....., âgé de quarante-sept ans, lapidaire depuis vingt ans, d'une forte constitution, avait déjà eu cinq coliques métalliques ; la première il y avait trois ans, la seconde vingt jours après la guérison de la première, la troisième trois mois après, la quatrième eut lieu un mois après la troisième ; deux ans s'écoulèrent entre la quatrième et la cinquième : le traitement de cette dernière attaque ne fut pas complet, et le malade sortit de la Charité avant que d'être parfaitement guéri ; aussi attribue-t-il à cette imprudence, la rechute qu'il eut quelques jours après ; en voulant reprendre son travail, il ressentit des coliques, éprouva des nausées. Le lendemain il vint à la Charité : sa face était jaunâtre ; il éprouvait de fortes coliques, de la constipation; il y eut rétraction du testicule gauche; convulsion des muscles de la jambe; des éructations fréquentes; le ventre était rétracté, les coliques venaient par succades, l'anus était si rétréci qu'on avait peine à y introduire une canule. On commença le traitement à son arrivée, mais le malade éprouva fort peu de soulagement les premiers jours; il était dans une anxiété fatigante ne sachant quelle posture tenir dans son lit; le sixième jour de son entrée, la journée fut bien meilleure, il n'éprouva plus que des douleurs sourdes; le septième, il dormit bien la nuit, et avait un peu d'appétit; le huitième, il n'avait plus de coliques; la guérison qui s'était d'abord fait attendre, sans doute à cause de l'intensité des symptômes, fut complète le treizième jour, époque à laquelle il sortit bien guéri de l'hôpital.

OBSERVATION CINQUIÈME. Noël V...., fondeur en métaux, âgé de quarante-trois ans, habituellement d'une très-bonne santé, n'avait point encore eu la colique métallique : quelque temps avant l'invasion de cette maladie, il avait fondu beaucoup de plomb; depuis deux mois il éprouvait des douleurs d'estomac qui l'avaient forcé de quitter ce genre de travail depuis trois semaines, et de faire d'autres ouvrages; il y avait quatre jours qu'il

avait été forcé de s'aliter , lorsqu'il entra à la
Charité au mois de mars 1803. J'observai alors
les symptômes suivans, qui étaient déjà un peu
diminués d'intensité, parce que le malade avait
pris, la veille de son entrée, six grains d'émétique,
qui avaient produit trois vomissemens de matières jaunes - grisâtres , d'un goût amer , et
d'une odeur de plomb (au dire du malade) :
douleurs abdominales très - vives, sur - tout la
nuit; ventre rétracté, légèrement douloureux ;
perte d'appétit; constipation qui durait depuis
cinq jours ; point de fièvre : on administra
le traitement de cette maladie; le ventre se
détendit; il y eut moins de coliques dans la journ-
née, et le malade rendit trois selles et point de
vomissemens; le deuxième jour, il n'eut pas non
plus de vomissemens, mais il évacua dix selles
abondantes ; le sommeil et l'appétit revinrent dès
le troisième jour , et le quatrième , se sentant
parfaitement guéri, il voulut sortir de l'hôpital,
ce qu'on lui octroya.

OBSERVATION SIXIÈME. André S..., âgé de
vingt-sept ans, ouvrier dans une manufacture
de *minium*, éprouvait depuis huit jours des coliques, lorsqu'il entra à l'hôpital de clinique
interne de la Faculté de Médecine, le 26 sep-
tembre 1808 : à son entrée, la langue était blan-

5

che , pâteuse ; il y avait de l'anorexie , des nausées, des vomissemens spontanées, des douleurs dans tout l'abdomen, sur-tout à l'épigastre ; la constipation était opiniâtre ; le pouls plein et lent , un peu irrégulier ; le sommeil mauvais ; la pression un peu douloureuse. On administra le traitement de la Charité, qui apporta un grand soulagement dès le second jour ; le troisième , il y eut une hémorrhagie nasale ; tous les symptômes allèrent en s'allégeant ; cependant la guérison ne fut complète que le 11 octobre.

Coliques métalliques simples chroniques.

OBSERVATION SEPTIÈME. Marianne Victorine S..., âgée de vingt - un ans , coloriste en papier , avait eu quelques irrégularités dans la menstruation, lorsqu'elle fut prise de colique au mois de juillet 1800 ; elle éprouva en même temps du dégoût , des nausées , de l'inappétence ; peu à peu ces symptômes s'accrurent, la constipation survint, les coliques devinrent intenses. Alors elle se présenta à l'hôpital de la Charité, un mois après avoir éprouvé ces accidens. L'habitude du corps était amaigrie, la bouche amère ; les coliques continuelles redoublaient par intervalles, et étaient calmées par une pression méthodique ; la constipation durait depuis trois semaines, le ventre était resserré et enfoncé, le pouls s'offrait dans l'état naturel. On opposa le traitement de la Charité, et la malade sortit bien guérie environ deux mois après l'invasion de la maladie, après vingt-six jours d'habitation à l'hôpital.

Observation huitième. François - Michel B..., âgé de trente-six ans, travaillant au *minium*, ressentait depuis deux mois des douleurs à la région épigastrique. Souvent dans cet espace de temps, il vomissait, le soir, les alimens qu'il avait pris dans la journée ; des infusions aromatiques calmaient un peu ses douleurs. Le 15 novembre 1800, les coliques augmentèrent si fort, que le malade ne put fermer l'œil de la nuit. Il entra à la Charité le 16. Il n'y avait point de céphalalgie, la bouche était un peu pâteuse, le ventre douloureux, sur-tout dans les régions ombilicale et hypogastrique ; la pression soulageait le malade ; le pouls était petit, et ne marquait que cinquante-cinq pulsations par minute. La constipation durait depuis quelques jours ; le 16 il n'y eut point d'amélioration dans son état ; le dix-sept on commença le traitement, et dès le même soir il y eut de l'adoucissement dans les symptômes. Les jours suivans, le pouls se

5 *

releva et offrit soixante pulsations par minute ;
les coliques diminuèrent, l'appétit revint, ainsi
que le sommeil ; le 20 le malade était en parfaite
santé, et sortit le 24.

OBSERVATION NEUVIÈME. Jean Simon C...,
âgé de trente-un ans, d'une santé assez forte,
faïencier depuis trois ans et demi, n'avait jamais
éprouvé la colique métallique ; il y avait huit mois
qu'il avait commencé à ressentir des douleurs
sourdes dans le ventre, et à vomir, deux ou trois
fois par jour, des matières vertes et amères.
L'excès des douleurs le força de s'aliter pendant
trois mois ; il recommença de travailler ensuite
pendant un mois et demi ; mais il fut forcé,
de nouveau, de garder le lit pendant deux ;
au bout de ce temps, il travailla encore cinq
semaines tant bien que mal : son ventre était
rétracté, il avait beaucoup de vents et d'éructations ; il était constipé et éprouvait de fortes
coliques ; il se manifestait des douleurs dans les
membres, sur-tout aux jointures ; enfin il vint
chercher des secours à la Charité, au mois de
mars 1805. On lui trouva, outre les symptômes
ci-dessus, le ventre enfoncé, le pouls dur, plutôt
rare que fréquent. Deux jours après son entrée,
on le mit à l'usage du traitement ordinaire ; il
dura dix jours, et fut contrarié par un accès de

fièvre, qui n'eut pas de suite : la guérison fut complète après cette époque, et le malade sortit bien guéri.

OBSERVATION DIXIÈME. Jean - Bénigne M..., âgé de quarante-huit ans, lapidaire depuis quatorze, était goutteux depuis neuf; néanmoins il était assez fort. Il y avait cinq ans qu'il ressentait des coliques. Depuis l'invasion de la goutte il s'était aperçu que les urines étaient plus rares, et déposaient des mucosités au fond du vaisseau. Il éprouva, outre cela, une diarrhée qui cédait par intervalles, et revenait ensuite. L'hiver de 1803, il vomissait presque tous les jours, surtout lors des coliques, qui étaient si fréquentes, qu'il était obligé de discontinuer son travail une grande partie de la journée. Son sommeil devenait mauvais, son appétit moindre; il éprouvait des douleurs et des lassitudes générales. Un traitement en partie purgatif, en partie émollient, avait adouci quelques symptômes; les urines ne déposaient plus de mucosités, mais le malade remarquait que depuis qu'il avait cessé d'en rendre par cette voie, il y en avait dans les selles. Depuis cette époque aussi, les coliques étaient plus vives; il avait même eu, quelques jours avant son entrée à l'hôpital, en mars 1803, du frisson et de la fièvre. Malgré l'irrégularité de quelques-uns

des signes, on ne douta pas de l'existence de la
colique, et l'on passa de suite à son traitement,
suivant la méthode accoutumée. Les évacuations
alvines furent nombreuses, les vomissemens peu
abondans : il y eut, dans le cours de la maladie, du
mieux, puis des récidives de colique, même de
fièvre parfois ; les urines coulèrent facilement.
Le onzième jour de son entrée il sortit guéri de
cette colique métallique chronique, et sur laquelle, avec moins d'habitude de la maladie, on
eût pu se méprendre.

Ces observations, que j'ai choisies parmi une
centaine de recueillies, que j'ai sous les yeux, montrent toutes quelques épiphénomènes, quelques
circonstances particulières impossibles à indiquer
dans une description générale ; mais tout disparaît avec la maladie principale, tandis que
nous verrons les complications lui survivre et
ne se guérir, si elles en sont susceptibles, que
quelque temps après. Ces observations nous
mettent le malade et la maladie sous les yeux, et
gravent mieux à nos yeux l'ensemble des choses,
que cent pages de généralités. Nous en donnerons
d'autres qui achèveront de nous instruire sur
toutes les formes diverses que peut prendre cette
colique, dont l'essence est d'ailleurs assez simple.

~~~~~~

CHAPITRE VI.

Terminaisons de la colique métallique.

CETTE maladie, prise à temps et traitée par
une méthode convenable, se termine constamment par le retour à la santé; mais cette affection
n'est pas toujours suivie d'une terminaison aussi
favorable.

Si, au lieu d'être combattue par un traitement
favorable, on en emploie un désavantageux, la
maladie persiste; il y a des alternatives de mieux
et de pis. Elle peut durer ainsi plusieurs années,
pourvu toutefois qu'elle soit dans un certain degré de modération : car autrement le malade pé-
rirait avant ce terme. Le résultat est aussi fâcheux
si on n'emploie aucune espèce de traitement, et
qu'on abandonne le mal à la nature, à l'exception, pourtant, qu'il y a moins de bons instans,
parce que, parmi les médicamens dont on se sert
dans l'autre cas, s'ils ne guérissent pas la maladie, quelques-uns adoucissent parfois les symptômes.

Dans l'un et l'autre cas, la colique métallique
est susceptible de se terminer de deux manières

différentes ; savoir, par la cachexie ou par la paralysie.

*De la cachexie qui succède à la colique métal-
lique mal traitée ou non traitée.* Les malades af-
faiblis par de longues souffrances, maigrissent ;
leur peau devient hâve, jaunâtre ; les humeurs
se détériorent ; l'haleine est fétide ; les muscles
perdent de leur volume, et sur-tout de leur force,
ce qu'on remarque particulièrement aux extenseurs ; les fléchisseurs, dont la puissance n'est
plus contrebalancée, se contractent : car on remarque des rétractions aux doigts et même aux
poignets, ce qui fait que les mains ne servent
que difficilement aux usages auxquels elles sont
destinées. D'autres malades, au lieu d'être éma-
ciés, et dans une sorte d'état de siccité, tombent
dans l'infiltration. C'est ainsi que j'ai vu un plombier, d'une mauvaise constitution, et dont les
coliques étaient continuelles depuis plusieurs
années, devenir infiltré et tomber dans un œdème
presque général. Dans d'autres circonstances, les
malades sont minés par une espèce de fièvre lente.

Deux des neuf premiers malades de Dehaën
ont éprouvé les accidens de la cachexie métallique. Si l'on en croit *Doasan* (1), ils sont familiers

_____

(1) Journal de Médecine, tome XIII, p. 291. (1760.)

à la plupart des ouvriers qui travaillent les métaux. *Henckel* (1), qui a connu aussi cette espèce de cachexie, dit qu'elle est causée par le passage des molécules métalliques dans les viscères, de sorte que le cours des sucs nourriciers est interrompu. Il ajoute que, lorsque les engorgemens, que cette nutrition vicieuse cause, viennent à s'ulcérer ils produisent la fièvre lente.

De la paralysie qui succède à la colique métallique. C'est un caractère particulier à cette colique, et à celle qu'on nomme végétale, de se terminer par la paralysie. Cette terminaison, fort rare, et peut-être sans exemple, si on a employé à temps le traitement qui convient à cette maladie, est assez fréquente, au contraire, si l'on s'est servi d'une méthode de traitement inconsidérée, ou si l'on n'en a fait aucun. Je l'ai encore vue survenir après des coliques extrêmement multipliées, chez des gens qui, à peine guéris, retournaient à leurs travaux métalliques. Quelquefois les coliques cessent tout à coup, et la paralysie survient en même temps : il semble qu'il se fasse alors un déplacement subit du principe morbifique, d'où résulte la paralysie. Dans le plus grand nombre des cas, la paralysie est pro-

_____

(1) Pyrét., p. 481.

gressive, et n'arrive que peu à peu ; quelquefois
elle n'est marquée qu'au bout de plusieurs années.
Il y a des occasions où les malades sont comme
avertis qu'elle va avoir lieu par une sensation de
stupeur , une lourdeur insolite , un tremblement
léger , qu'ils ressentent dans les bras. *Dehaën*
dit que la paralysie légère est augmentée par une
nouvelle attaque de colique , et que quelquefois ,
au contraire , il l'a vu cesser par une nouvelle
colique.

Elle affecte presque exclusivement les membres supérieurs : je ne connais même aucun
exemple d'une paralysie des extrémités inférieures, et les auteurs ne m'en fournissent pas
qui puissent contredire ce que j'avance. A quoi
tient cette préférence ? Je n'en sais rien ; ceux
qui ont voulu en donner une explication valable
sont loin, suivant moi, d'y avoir réussi.

Cette paralysie se distingue des autres espèces,
1°. par la profession du malade ; 2°. aux coliques
antérieures qu'il a éprouvées , et qui , après avoir
duré un certain temps, ont disparu en même
temps que l'apparition de la colique ; 3°. à ce
qu'elle n'est jamais bien complète, qu'elle est
rarement accompagnée de la perte du sentiment.
Les malades éprouvent même parfois des douleurs assez vives dans les membres, ce qui peut

constituer une sorte de rhumatisme ; ils peuvent encore, le plus souvent, soulever les bras ; quelquefois la paralysie se borne aux doigts, lieu où elle commence ordinairement.

Cette affection ne se guérit que fort difficilement, et veut pour condition première la cessation de tous travaux qui peuvent y avoir donné lieu ; elle est pourtant de plus facile guérison que la paralysie apoplectique. Lorsqu'on en vient à bout, ce n'est qu'avec beaucoup de temps : les malades qui en sont affectés, ainsi que ceux qui sont en cachexie, sont dans un état de stupeur remarquable ; ils marchent assez bien, ont assez d'appétit, et dorment passablement. Cette maladie est toujours assez fâcheuse ; les malades qui n'en guérissent pas, et c'est le plus grand nombre, périssent dans des convulsions, ou des maladies aiguës. J'ai vu plusieurs individus terminer leurs jours de cette dernière manière.

Dehaën a fait voir, chez un homme mort à la suite de cette paralysie, un muscle deltoïde, dont la substance musculaire avait disparu et était devenue membraneuse. Tous les muscles du bras étaient d'ailleurs plus ou moins altérés chez le même individu. Stoll a bien décrit cette espèce de paralysie (1). Au livre III, nous indi-

_____

(1) *Ratio medendi*, tome II.

querons le traitement de ces deux terminaisons
de la colique métallique.

~~~~~~

CHAPITRE VII.

Des complications de la colique métallique.

Soit mauvaise disposition du sujet, soit par
l'effet de la constitution régnante, soit suite d'erreur dans le régime, la colique se complique
quelquefois avec d'autres maladies.

Les complications de la colique métallique sont
les affections qui existent à part d'elle, sur lesquelles le traitement n'agit en aucune façon, qui
suivent leur marche accoutumée, sans en être
influencées remarquablement.

Donnerons-nous le nom de complication à
l'embarras gastrique qui existe si souvent en
même temps que la colique métallique ? On pourrait le regarder comme symptôme accidentel;
mais, comme il est naturellement dissipé par l'action d'un vomitif, on peut croire qu'il existe à
part. Le fait est qu'on voit à peu près la moitié
des gens attaqués de cette maladie, pris d'embarras gastrique, tandis que les autres en sont
parfaitement exempts. C'est sans doute lorsqu'il
existe, que la pression épigastrique est douloureuse.

La *fièvre gastrique* se voit quelquefois avec cette maladie, mais rarement. Stoll dit que la fièvre de 1777, qu'il a décrite, et qui est de cette nature, la compliquait quelquefois (1).

La *fièvre inflammatoire* se voit un peu plus souvent; c'est toujours chez des jeunes gens d'un tempérament sanguin, qu'on l'observe.

La *fièvre putride* est aussi fréquente que les précédentes; elle est presque toujours fâcheuse.

La *fièvre maligne* est dans le même cas: je l'ai observée aussi souvent, et peut-être plus que cette dernière; tous les malades y ont succombé. Stoll a également observé cette complication.

Les *fièvres intermittentes* habitent bien plus rarement que les précédentes avec cette colique: j'en rapporterai une observation.

Parmi les maladies inflammatoires, le *rhume* peut à peine être compté, quoiqu'il complique assez souvent, l'hiver, cette maladie; mais il n'y influe absolument en rien.

La *péripneumonie* a compliqué deux fois, à ma connaissance, la colique métallique; l'un des deux sujets succomba; l'autre eut le bonheur de guérir. Je rapporterai les deux observations.

M. le professeur Jean-Jacques Leroux, doyen de la Faculté de Médecine de Paris, a eu une

_____

(1) *Ratio medendi*; tome II.

fois à traiter la colique métallique chez un *phthi-sique*.

L'*entérite* est une des complications les plus fâcheuses de la colique : il y a de l'embarras, pour distinguer ces deux affections jointes ensemble, qui vient sur-tout de ce qu'elles ont quelques signes communs , tels que le siége de la dou-leur , etc. Nous allons en donner un exemple dans l'instant.

Le *rhumatisme* accompagne fréquemment cette maladie, et fait beaucoup souffrir ceux chez qui il existe ; quelquefois il cède au traite-ment de la colique ; souvent il reste beaucoup plus long-temps. Sauvages (1) et Vitet (2) en ont parlé.

La *paralysie* accompagne quelquefois la co-lique ; mais le plus souvent elle lui est conséeu-tive, comme nous l'avons dit au chapitre pré-cédent.

Le *tremblement*, au contraire, la complique fort rarement ; il est particulier aux doreurs sur métaux , qui emploient beaucoup de mercure.

Les *convulsions* se rencontrent parfois ; mais rarement elles se prolongent au-delà du terme ordinaire de la colique métallique.

_____

(1) *Rhumatismus metallicus , Sauvages. Nosol. meth.*
(1) Médecine expectante, tome II, page 186.

L'*épilepsie* qui accompagne cette maladie n'est pas très-rare; elle vient le plus souvent après des coliques multipliées : c'est une complication grave et presque toujours fâcheuse.

J'ai vu, à la clinique de la Faculté, une colique accompagnée de *hoquet*, de *crampes*, qui persistèrent quelque temps après la maladie, et qui guérirent ensuite par l'usage des anti-spasmodiques.

M. Dubois, page 10 de sa Thèse, cite une *surdité* et un *aveuglement* survenus dans une colique métallique, mais qui furent guéris par l'effet d'un seul émétique, de sorte qu'on ne peut pas les regarder comme complication.

Dehaën parle de *tubercules* au métacarpe chez des gens affectés de la colique métallique; il dit que quand ils ne disparaissent pas avec la colique, cela annonce qu'elle récidivera; il ajoute qu'il a vu périr un sujet par la disparition subite de ces tubercules. Mais il est essentiel de remarquer que Dehaën regardait la colique métallique et la végétale comme étant la même; et il est fort possible que les cas de tubercules au métacarpe, qu'il cite, se soient montrés chez des goutteux attaqués de la dernière maladie. Cependant Stoll en parle aussi, et de manière à faire croire que ce symptôme serait plus fréquent à Vienne qu'à

Paris. Il est vrai que la colique de la première ville paraît plus forte que la nôtre, à en juger par la description de Stoll.

Il y a pourtant une remarque à faire au sujet de cette description de Stoll, c'est qu'il a réuni dans un exposé général les symptômes présentés par un grand nombre de malades; de sorte qu'on pourrait croire que tous ces phénomènes existent dans une seule colique, tandis que c'est peut-être dans plusieurs centaines qu'il a puisé les traits qui en composent l'ensemble.

On observe encore la colique métallique marcher avec d'autres maladies. Il me suffit d'avoir indiqué les complications les plus fréquentes; il peut même exister plusieurs espèces de complications ensemble, comme on s'en apercevra en lisant les observations qui en traitent. On l'observe quelquefois chez des personnes qui ont des lésions organiques : par exemple, on la voit exister avec des anévrismes du cœur, de l'aorte, etc., etc.

Je dois prévenir que les affections complicantes que nous venons de signaler ne se présentent pas toujours avec les caractères qui leur sont ordinaires ; elles ont le plus souvent quelque chose de particulier. Par exemple, les accès d'épilepsie ne sont pas totalement semblables à ceux de l'épi-

lepsie essentielle : dans la première, il n'y a pas
d'écume à la bouche; il y en a dans celle-ci, etc.

La fièvre putride diffère de celle qui existe
seule, etc. C'est à la sagacité du praticien à distinguer les modifications qui peuvent être le résultat de la complication de la colique métallique.

Dehaën a vu quelquefois l'ictère dans le cours
de la maladie, mais jamais comme crise. Dans la
colique végétale, M. Bonté l'a vu succéder à la
colique. Le médecin de Vienne a observé une fois
l'amaurose, et une fois l'amblyopie exister avec
cette affection.

Les observations de complications que nous
allons rapporter, vont donner une idée de ces
différentes combinaisons.

Coliques métalliques compliquées.

OBSERVATION ONZIÈME. *Colique compliquée
de fièvre, délire, convulsions*, etc. Jean C..., âgé
de vingt-huit ans, plombier depuis huit, d'un
tempérament bilioso - sanguin, avait joui d'une
bonne santé jusqu'à vingt ans; époque où il commença son état. Depuis lors, jusqu'au mois d'octobre 1803, il fut attaqué quatre fois de la colique métallique, qui, à chaque fois, fut accompagnée de vomissemens de matières jaunes et

fétides, de convulsions affreuses et répétées, de douleurs vives à l'épigastre. La dernière colique, qui eut lieu trois ans auparavant celle-ci, dura trois mois, mais céda, comme les autres, au traitement de la Charité.

Au mois d'octobre désigné, l'invasion de la cinquième fut marquée par de la perte d'appétit, des vomissemens spontanées, du mal-aise, des douleurs dans les membres, par un sentiment de froid général qui ne fut pas suivi de chaleur, par de la constipation. Le lendemain le malade était dans le même état; il y avait en outre des coliques violentes, des convulsions considérables qui récidivèrent sept ou huit fois dans la journée, avec serrement des mâchoires; mouvement convulsif des yeux et de tous les membres, avec agitation, et efforts tels que plusieurs hommes avaient peine à le retenir : les urines étaient libres. Les huit jours suivans, l'état du malade était aussi fâcheux; les convulsions revenaient de temps en temps, et furent constamment suivies d'assoupissement profond, et au réveil, de douleurs dans les membres et à la région épigastrique. Le dixième jour de sa maladie on l'amena à la Charité. Il avait passé la nuit dans un délire violent; les yeux étaient bouffis, douloureux à leur contour; le visage était un peu animé, le

regard étonné , la bouche pâteuse, la langue naturelle, la respiration libre; l'abdomen , un peu
tuméfié, douloureux au toucher , ainsi que les
lombes , donnait issue à une grande quantité de
gaz ; le toucher indiquait que la chaleur de la
peau était naturelle; et le pouls un peu élevé,
fréquent; pendant la nuit, le malade eut des
douleurs vives , des convulsions, du délire , des
selles abondantes.

Malgré ces symptômes fort disparates, la profession du malade , le souvenir des maladies antécédentes qui avaient commencé d'une manière
semblable, et qui avaient cédé au traitement de
la colique, plusieurs des caractères de cette maladie qui existaient, ne firent pas balancer à employer
le même traitement. Dès le même jour il y eut
moins de coliques, mais l'ombilic resta douloureux; il y eut des selles et quelques vomissemens. Le douzième jour il n'y avait presque plus
de coliques, et plus du tout de délire. Le treizième,
cessation complète des douleurs; et le 16 le malade
put sortir de l'hôpital (1).

OBSERVATION DOUZIÈME. *Colique métallique,*
précédée et suivie de fièvre intermittente. Fran-
çois-Mathieu B..., peintre en bâtimens, âgé de

---

(1) Observation communiquée par M. Laennec, D. M.

6 *

quarante-neuf ans , d'une bonne constitution, travaillant vers la fin d'août 1802 , dans les environs de Pithiviers, où des fièvres inter-mittentes étaient alors épidémiques , fut attaqué d'une fièvre tierce dont les accès revinrent pen-dant un mois. Les jours intercalaires , il buvait, mangeait, et se trouvait assez bien. Le ventre était un peu gonflé, et le malade y ressentait de légères douleurs dans les accès. Au mois d'oc-tobre suivant, tout à coup le malade fut pris de douleurs déchirantes dans le ventre , qui dégon-fla beaucoup, et devint extrêmement dur. A ces symptômes , le malade crut reconnaître une co-lique métallique ; il vint à l'hôpital de la Charité , où on lui fit subir le traitement ordinaire. En quinze jours les coliques cessèrent totalement ; mais la fièvre, qui n'avait pas reparu depuis l'in-vasion de la colique , revint trois ou quatre jours après qu'elle fut guérie , sous le type triple-quarte : elle dura fort long-temps. J'ignore même ce que devint le malade, qui fut renvoyé de l'hôpital pour cause d'insubordination (1).

OBSERVATION TREIZIÈME. *Colique métallique compliquée d'entérite légère.* Marie-Laurent C..., âgé de quarante-un ans, serrurier, travaillant

---

(1) Observation communiquée par le même.

souvent sur des boiseries peintes et vernissées,
qui répandaient beaucoup d'odeur en les ferrant,
fort adonné au vin, et souvent ivre, fut attaqué, le 31 décembre 1800, de douleurs aiguës
dans l'abdomen, qui durèrent une heure, et
qui se passèrent au moyen d'une boisson al-
coolique, ce qui était fort du goût du malade.
Le 15 janvier suivant, même accès, même
remède. Il n'en fut pas ainsi d'une troisième attaque qui eut lieu le 30 du même mois : le remède,
quoiqu'on en doublât la dose, ne produisit plus
le même effet ; il se manifesta des douleurs vives
dans le ventre, avec tension des parois abdominales, mouvement de fièvre. On appliqua un
vésicatoire sur le côté droit du ventre, qui diminua les douleurs. Le malade souffrait beaucoup
de son emplâtre, qui lui causa un érysipèle. Le
4 février, il vint à la clinique de la Faculté : la
tête était douloureuse, la figure hâve, grippée,
un peu colorée, la bouche pâteuse, la langue
blanchâtre ; l'abdomen était peu tendu, douloureux, mais soulagé par la pression ; les selles
étaient rares ; les urines colorées produisaient de
la douleur en traversant le canal de l'urètre ; la
peau était chaude, le pouls avait des pulsations
un peu fréquentes, faibles, régulières.

Malgré les symptômes assez évidens d'entérite,

M. le professeur Corvisart, qui dirigeait alors la clinique interne, considérant qu'ils étaient bien diminués, qu'il y en avait d'autres manifestes qui indiquaient la colique métallique, résolut de tenter le traitement de la Charité, sauf à l'abandonner s'il produisait de mauvais effets : il réussit parfaitement, et le malade fut entièrement guéri en moins de douze jours.

Observation quatorzième. *Colique métallique compliquée d'inflammation pulmonaire.*
Louis-Jean-Baptiste C..., âgé de quarante-six ans, boutonnier en métal, avait eu trois fois la colique métallique depuis un an ; le 6 décembre 1806, il fut atteint d'une quatrième colique ; il ressentit ce jour-là des douleurs abdominales, qu'il appelait des *picotemens d'entrailles*, avec rareté des urines, et douleurs dans les membres. Il fut admis le 13 à la clinique, où l'on observa les symptômes suivans. Coliques considérables et continuelles, augmentant par une légère pression, mais diminuant par une forte et graduée ; ombilic retiré ; constipation ; battemens du cœur remarquables ; pouls dur et lent, n'offrant que quarante-sept pulsations par minute ; douleurs générales, fortes aux genoux. On le mit de suite au traitement de la colique, dont il n'éprouva pas de soulagement le premier jour ; le lendemain les coliques n'étaient plus si

fortes ; le 17 le malade éprouva beaucoup
de douleurs abdominales : le ventre était très-
tendu, et il y ressentait une barre transversale
dans la région ombilicale. Cet état demeura sta-
tionnaire , et la maladie, moins forte que le jour
que C... entra, n'était cependant pas aussi avancée
vers la guérison , qu'elle eût dû l'être. On soup-
çonna qu'il y avait quelque chose de particulier
chez ce sujet : effectivement le 31 , il y
eut de l'oppression, de la toux et quelques crachats mêlés de sang ; l'affection pulmonaire
augmenta dans la première quinzaine de janvier;
et le 12 le malade eut, outre tous les autres
phénomènes décrits et augmentés, un point de
côté si fort, que M. le professeur de clinique y
fit placer un vésicatoire. Pendant ce temps, les
symptômes de la colique diminuèrent, quoiqu'on
eût cessé le traitement qui lui est propre, pour
combattre par des pectoraux incisifs l'inflammation pulmonaire, qui n'était pourtant pas extrêmement aiguë, et qui domina bientôt totalement, la colique métallique se trouvant tout-à-
fait guérie depuis plus de vingt-cinq jours : car
la durée de la première ne fut guère que de
douze jours, tandis que l'affection de poitrine
persista trente jours. Il sortit de l'hôpital le 18
janvier 1807.

Je rapporterai d'autres exemples de complications de colique métallique, aux livres III et IV
de cet ouvrage, en parlant du traitement de cette
maladie et de l'ouverture des cadavres de ceux
qui y succombent.

LIVRE II.

DES CAUSES DE LA COLIQUE MÉTALLIQUE.

CHAPITRE PREMIER.

Causes prédisposantes.

Les causes prédisposantes de la colique métallique nous sont entièrement inconnues : le tempérament du malade, son idiosyncrasie, sont-ils les seules raisons pour lesquelles certains sujets en sont atteints, tandis que d'autres ne le sont pas ? C'est ce que j'ignore totalement. On pourrait penser que la faiblesse naturelle devrait être un motif de la fréquence de cette maladie ; mais le contraire est plutôt prouvé suivant moi, car tous les ouvriers que j'ai vus pris de cette maladie étaient d'une bonne constitution ; de sorte qu'il serait ici, comme dans plusieurs autres circonstances, avantageux d'avoir une constitution faible.

Il y a des ouvriers, en petit nombre à la vérité, qui exercent toute leur vie un des métiers où l'on

emploie dès préparations de plomb, de cuivre, etc.,
sans être attaqués de la colique métallique ; d'autres
ne le sont que fort tard ; d'autres, au contraire,
de la même constitution en apparence , le sont
fréquemment. J'ai assez souvent vu des malades
qui étaient à leur septième ou huitième colique.
Desbois de Rochefort (1), a vu des gens venir
se faire traiter à la Charité, de leur seizième,
dix-septième et vingt-deuxième colique. Doa-
san (2) a vu un peintre l'avoir vingt-six fois; Stoll (3),
un autre la contracter vingt-huit fois en fort peu de
temps. Dans ces dernières années , un ouvrier est
venu pour la trente-deuxième fois à la Charité , se
faire guérir de cette maladie. Je ne peux trouver
absolument aucune cause de cette fréquence d'attaques chez les uns et de sa rareté chez les autres.

Il y a même un phénomène fort singulier ,
encore moins explicable que le nombre des attaques de la maladie ; c'est celui des rechutes. Entre
les récidives de la colique , il y a eu un intervalle
quelconque pendant lequel les malades ont été
soumis aux causes occasionnelles ; mais dans les
rechutes, les malades guéris, prêts à sortir de

(1) Desbois de Rochefort , Matière médicale , tome I,
page 266.

(2) Journal de Médecine, 1760.

(3) *Ratio medendi*, tome II.

l'hôpital, se trouvent tout à coup repris de la maladie sans avoir bougé de leur lit. Tout récemment l'hôpital de la Charité vient d'être témoin d'un pareil fait : un plombier, d'environ cinquante ans, entré depuis dix jours, était parfaitement guéri de la colique qui l'avait amené, lorsque, dans la nuit du jour où il devait s'en aller, il fut repris tout à coup de la colique, d'une manière si atroce, qu'il jeta toute la nuit les hauts cris, et empêcha de dormir les malades de toutes les salles voisines ; on fut obligé de lui faire subir un nouveau traitement, avant de le laisser aller à ses travaux. Serait-ce là le cas où Stoll dit avoir vu la colique reprendre, étant parfaitement guérie, pour avoir fait usage d'un simple lavement purgatif ?

En ville, j'ai quelquefois vu arriver la même chose ; mais je pouvais y trouver une cause, en ce que les malades, du moment qu'ils vont mieux, se lèvent et vont inspecter leurs travaux, comme font les maîtres plombiers, les marchands de couleurs, etc. ; et puis, d'ailleurs, ils restent dans un atmosphère presque morbifique, ce qui peut, à toute force, rendre raison de la rechute.

L'état de l'atmosphère serait-il une cause prédisposante de la colique métallique ? Rien encore de certain à cet égard. Selon les registres de

la Charité, elle est plus commune dans les grands
froids et les grandes chaleurs, que dans tout
autre temps. Gardane explique ce fait, en disant
que l'hiver on est obligé de faire plus de feu,
pour les différens travaux que l'on fait sur le
plomb, ou avec ses préparations ; ce qui favorise
l'évaporation des molécules saturnines ; tandis
que, dans les grandes chaleurs de l'été, le calo-
rique de l'atmosphère produit le même effet. Cette
explication ne rend raison tout au plus que de
quelques coliques ; mais celles qui sont causées
par les métaux qu'on travaille à froid, comme le
cuivre, le plomb, ne doivent pas être provoquées
par le froid ou le chaud. Le fait est qu'il entre
plus de malades l'hiver que l'été ; ce qui peut
s'expliquer de plusieurs manières : non-seulement
le nombre des malades varie, mais encore l'intensité de la maladie ; par exemple, l'hiver de
l'an 1802 a été remarquable sous ce rapport ;
plusieurs de ceux qui sont venus à l'hôpital en
décembre étaient dans un état adynamique, et
sont morts.

Stockhusen dit avoir remarqué que la colique
causée par la fumée de la litharge, est plus fréquente quand le vent d'est souffle ; il faudrait,
pour acquérir une plus grande certitude sur ce
point, mettre, à côté des observations qu'on

pourrait faire dans un hôpital où il entrerait
beaucoup de ce genre de maladie, l'état atmosphérique, jour par jour ; de cette façon, on pourrait
s'assurer si effectivement l'air y influe comme
cause prédisposante. Je suis porté à croire que
non ; et cela parce qu'on n'a jamais vu cette
maladie être épidémique, tandis qu'il n'y a peut-
être pas une affection causée par l'influence de
l'atmosphère, qui ne devienne épidémique dans
quelques circonstances. Si l'on me disait que la
colique végétale, qui se rapproche beaucoup de
la colique métallique, est souvent épidémique,
je répondrais que c'est précisement cette faculté
de devenir épidémique qui montre que ces maladies sont plus éloignées l'une de l'autre qu'on ne
le croit communément.

Il faut bien distinguer de l'état épidémique,
l'état endémique de la colique dans certains lieux,
comme dans les mines, dans les grands ateliers,
où beaucoup d'ouvriers travaillent en commun.
Cet état est réel, et on l'observe assez souvent
dans les grandes villes et dans les lieux où la
nature a enfoui les métaux.

CHAPITRE II.

Causes occasionnelles.

A l'époque où l'on ne pouvait écrire en médecine, sans entrer dans une foule d'explications oiseuses et absolument sans résultat utile, on discutait longuement sur la manière dont les substances capables de produire la colique agissaient. Par exemple, Stockhusen croit que les molécules saturnines pénètrent dans le sang, et sont, au moyen de la circulation, portées dans l'abdomen. Dubois, au contraire, fait voyager ces molécules par le moyen des vaisseaux lactés et des absorbans, etc. Pour nous, nous regardons ces discussions comme puériles, et nous nous en tenons aux faits avoués par la saine raison.

Les substances capables de produire la colique métallique sont nombreuses, à cause des formes diverses que peuvent prendre les métaux, et de la multitude de préparations qu'on en fabrique; nous les avons déjà fait entrevoir, en donnant la liste des individus susceptibles de contracter cette maladie. Parmi ces causes, le plomb tient le premier rang et produit plus des trois quarts de ces maladies.

Coliques produites par le mélange de plusieurs métaux. Martinus Pansa (1), affirme quelle vient des vapeurs sulfureuses et mercurielles qui s'exhalent des métaux.

Stockhusen (2), prétend que, dans les mines où le plomb se trouve mêlé avec le mercure, l'antimoine, l'arsenic, le soufre, la cadmie, le pompholix, la pierre calaminaire, le vitriol, etc. le premier de ces métaux la cause seul.

Henckel assure qu'elle ne paraît jamais dans les mines où il n'y a pas de plomb, et que les ouvriers qui sont les plus exposés à la vapeur du métal, sont les plus sujets à cette colique. Il dit pourtant ailleurs que la fumée des fournaux, qui est composée de la vapeur du soufre, de l'arsenic, de l'antimoine, du plomb, du mercure et du bismuth, est cause de cette colique.

Wilson dit que, dans les mines de Lead-Hils, elle est causée par la vapeur du plomb.

Dans ces différens cas, il est évident que c'est à l'ensemble de ces métaux que la colique est due. A l'époque où ces auteurs ont écrit, l'opinion générale était que le plomb seul la causait; mais maintenant, qu'il est prouvé que plusieurs autres, comme le cuivre, et peut-être le mercure, peuvent également la produire, on ne peut dou-

(1) *Libellus de prorogandâ vitâ.* Leipsic, 1620.
(2) *Op. cit.*

ter que la réunion de ces métaux ne puisse en
être une des causes occasionnelles, quoique certainement le plomb y influe plus que les autres.

*Coliques métalliques causées par le plomb ou
ses diverses préparations.* Le plomb en substance,
purifié, sans aucun autre emploi que celui d'être
battu, coupé, cause cette maladie ; en fusion, il
en est une cause plus fréquente.

La *poussière grise* qui se forme sur le plomb,
lors de sa fonte, que les fondeurs appellent *crasse*,
et qui n'est qu'un oxide imparfait de ce métal,
cause la colique.

Le *massicot*, qui est le premier degré d'oxidation du plomb, est dans le même cas.

Le *minium*, ou second degré d'oxidation du
plomb, est une préparation d'un beau rouge,
fort employé dans les arts, et dont il y a des fa-
briques nombreuses, qui sont des sources fréquentes de la colique métallique.

La *litharge*, n'est que le *minium* à demi vitrifié.
C'est une substance très-employée. Au dire des
auteurs, c'est celle de toutes les préparations
extraites du plomb, la plus propre à produire
cette maladie. Elle a fourni le motif de plusieurs
ouvrages écrits à son sujet.

La *céruse*, qui est un carbonate de plomb, est
une cause aussi fréquente de la colique métallique que la litharge ; elle sert beaucoup en pein-

ture et dans les couvertes de la faïence et de la potérie. M. Combalusier a décrit fort au long (1) l'observation de neuf personnes qui furent prises de la colique métallique pour avoir mangé du pain cuit dans un four, que l'on avait fait chauffer avec de vieux treillages, peints en vert au moyen d'un mélange de céruse et de vert-de-gris. M. Vandermonde (2) a rapporté le même fait. Ces coliques, qui furent extrêmément intenses, et qui firent périr trois des neuf malades, durent-elles cette violence au mélange de deux oxides différens ?

Stoll affirme que ceux qui manient la litharge ont la colique moins souvent que ceux qui emploient la céruse.

L'eau est susceptible de tenir du plomb à l'état de carbonate acide. Celle qui n'a pas le contact de l'air n'altère en aucune façon le plomb dans lequel elle est contenue, comme l'a démontré Louis, dans un mémoire qu'il a fait imprimer sur ce sujet. Effectivement, nous voyons l'eau passer dans des tuyaux de plomb sans s'altérer en aucune façon. La plupart de celles dont on use à Paris sont dans ce

(1) Observations et Réflexions sur la colique de Poitou ou des Peintres, 1 vol. in-12. Paris, 1761.
(2) Journal de Médecine, 1769, p. 159.

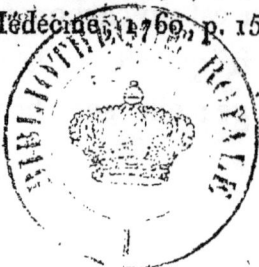

cas, et l'on n'entend pas dire qu'elles causent
d'incommodité. Mais lorsque l'eau est contenue
dans des réservoirs de plomb en contact avec l'air,
l'acide carbonique qui en forme toujours une
partie constituante, se combine avec le plomb,
forme un carbonate acide qui se dissout ensuite
dans l'eau. Une expérience faite à la Faculté de Médecine, met cette vérité hors de doute. Six voies
d'eau laissées pendant deux mois dans une cuve
pneumato-chimique, doublée en plomb, ayant
été analysées, ont donné plus de deux onces de
carbonate acide de plomb très-bien cristallisé.

Tronchin dit que la colique métallique est fort
commune à Amsterdam; il en attribue la cause
aux eaux. Il faut savoir, pour l'intelligence du
fait, que dans cette ville on recueille l'eau sur
des plate-formes en plomb, d'où elle coule
ensuite dans des citernes, pour servir à la boisson. Or, dit cet auteur, il tombe des feuilles
d'arbres dans les citernes, ce qui rend l'eau
acide, laquelle agit alors sur le plomb. A cette
époque on ignorait qu'il existât dans l'air un
acide tout formé et propre à faire des sels. Tronchin fait une remarque qui rend plus probable
notre idée et la sienne; c'est que, lorsqu'on
couvre les terrasses avec des planches, les eaux
sont plus salutaires, ce qui, pour lui, vient de ce

qu'il ne tombe pas de feuilles qui puissent cor-
rompre l'eau en l'acidifiant, et pour nous, rend
l'abord de l'acide carbonique plus difficile. Disons pourtant qu'il faut d'abord que le plomb soit
oxidé avant de pouvoir se combiner avec l'acide
et faire un carbonate, ce qui a lieu au dépend
de l'oxigène provenant de la décomposition de
l'eau ou de celui de l'atmosphère.

Wanstroostwyk (1) avait remarqué que les
eaux causaient les mêmes accidens à *Harlem*,
et par les mêmes causes. On voit donc quelle pré-
caution il convient de prendre pour qu'on n'ait
pas cet inconvénient à redouter, et combien
sur-tout on doit éviter de boire de celle qui a
séjourné long-temps dans un réservoir de plomb,
en contact avec l'air. On aperçoit, dans le cas
où l'eau séjourne quelques mois dans de pareilles
cuves, une ligne blanche à la hauteur de l'eau,
qui reste à nu quand celle-ci diminue. Cette ligne
blanche est du *carbonate de plomb* ou de la
céruse.

Le vin peut aussi dissoudre une certaine quantité de plomb, et être ainsi cause de la colique

(1) De l'Électricité médicale appliquée à la médecine,
p. 224.

7 *

métallique. C'est ordinairement par fraude, et dans le dessein de le rendre moins désagréable à boire, en en adoucissant la verdeur, qu'on le mêle à cette boisson. On pratique cette opération ordinairement avec la litharge ou la céruse. C'est ce qu'on appelle *vin frelaté, sophistiqué, vinum mangonisatum.* La présence de la litharge lui procure une douceur perfide, qui a été souvent funeste à ceux qui en ont bu. M. *Bourdelin* rapportait dans son cours de chimie, au Jardin du Roi, qu'il avait observé dans le faubourg Saint-Germain un grand nombre de coliques qui ne reconnaissaient pas d'autre source, et qu'il vint à bout de guérir en employant le traitement de la Charité. La police a de tout temps porté un œil sévère sur cette dangereuse sophistication, et nous donnerons dans le chapitre suivant un procédé pour distinguer le vin ainsi altéré.

Le plomb et ses préparations, malgré le danger bien prouvé de leur usage, n'en ont pas moins été employés et même vantés par quelques médecins (1), non-seulement à l'extérieur, mais même à l'intérieur, à dater de *Paracelse,* qui l'employait de cette dernière façon. Les Chi-

---

(1) Goulard, Essai sur l'emploi du plomb, etc. Paris.

nois se servent, dit-on, familièrement de la céruse à l'intérieur.

On a donné ainsi le *sel ou sucre de saturne*,
acétate de plomb, qui a causé la colique métallique. James (1) a eu à traiter deux fois cette maladie causée par ce sel, pris pour arrêter des fleurs
blanches. Tissot, à l'endroit déjà cité, rapporte
trois cas de colique semblable, pour avoir pris
du sel de saturne dans l'intention de se guérir de
la phthisie pulmonaire, méthode enseignée autrefois par quelques auteurs.

L'eau de Goulard, ou *extrait de saturne* étendu
d'eau, n'est qu'une dissolution acéteuse de plomb.
Elle pourrait peut-être causer la colique, étant
prise en injection, dans la gonorrhée, comme
quelques chirurgiens le conseillent encore de nos
jours. *Oberteuffer* dit que l'eau de Goulard a causé
la colique métallique (1).

A l'extérieur, le plomb appliqué immédiatement à la surface de la peau, peut également
causer la colique métallique. M. Verdelhan, an-
cien médecin de la Charité, a vu la femme d'un
plombier être prise de fortes coliques et de dou-

---

(1) Dictionnaire de Médecine, tome II, p. 837.
(2) In Journal de Hufeland, t. IX.

leurs à la matrice, pour avoir fait usage d'une chauffrette allumée de charbon mêlé de scories de plomb.

Wedekind (1) cite une colique causée par un emplâtre où il entrait du plomb.

Brambila l'a vue produite par des cosmétiques où une préparation de ce métal entrait comme partie constituante.

Cette colique sera encore bien plus facilement produite, si les femmes qui veulent avoir un teint pâle, et non de grosses couleurs, avalent pour cela du blanc de plomb, comme Henckel assure que quelques-unes le pratiquent.

Enfin, la seule odeur des préparations de plomb peut causer là colique métallique, ainsi qu'il arrive aux marchands de couleurs, aux personnes qui couchent dans des appartemens trop nouvellement peints, etc.

Les préparations de plomb prises à haute dose, intérieurement, ne produiraient plus simplement la colique métallique, elles causeraient un véritable empoisonnement. La marche rapide de la maladie et les signes de cette espèce de désordre ne laisseraient aucun doute à cet égard.

_____

(1) In Baldinger N. Magazin, XI.

Coliques métalliques causées par le cuivre. Ce n'est plus une chose douteuse que la colique métallique soit produite par le cuivre, quoique ce métal ait été autrefois employé à l'intérieur. On sait que Boerhaave guérit une fois une hydropisie avec une teinture alkaline de cuivre. A l'époque de la publication de la première édition de cet ouvrage, j'ai été obligé d'employer des preuves pour justifier mon opinion ; depuis j'ai eu si souvent occasion de la voir, que je suis persuadé maintenant que si l'on employait autant de cuivre que de plomb, que sur-tout si l'on en faisait autant de préparations utiles dans les arts, on verrait la même quantité de coliques cuivreuses que de coliques saturnines.

Les registres de la Charité font mention d'un grand nombre d'ouvriers qui ne travaillant absolument que sur le cuivre, ont contracté une colique ayant tous les caractères de la colique de plomb, et cédant au même traitement. Le fait est si évident maintenant, que je me crois parfaitement dispensé d'appuyer mon opinion d'observations particulières ; celles que j'ai déjà citées me paraissent suffire de tout point. Henckel, Stockhusen, Desbois de Rochefort avaient déjà connu cette cause de la colique métallique.

Bordeu (1) est d'un avis contraire, et a combattu fort au long cette opinion, mais avec de mauvaises armes ; il cite les vases de cuivre où l'on boit tous les jours dans les campagnes, aux fontaines publiques, sans qu'il·y ait le moindre inconvénient. Cela est vrai tant que l'eau ne séjourne pas, et que le cuivre est à l'état de métal ; mais si l'eau séjournait quelque temps, il se formerait un oxide, puis un carbonate de cuivre qui s'y dissoudrait, et elle deviendrait susceptible de donner la colique métallique.

M. Dubois, dans sa thèse déjà citée, dit que les habitans de *Ville-Dieu-les-Poëles*, endroit où l'on travaille beaucoup de cuivre, sont très-sujets à la colique métallique. A la vérité, on lui a contesté ce fait, ainsi que la description hideuse qu'il fait du peuple de cette ville, où l'on mange, dit-il, *un pain de cuivre*. Ce tableau peut être exagéré, mais il reste prouvé que le cuivre, là comme ailleurs, cause souvent la colique métallique. Il résulte même d'informations exactes données par les médecins du lieu, qu'on y observe quinze à vingt exemples de cette maladie par an. La population de ce bourg est de trois à quatre mille habitans.

(1) Journal de Médecine, t. **XIX**, p. 138.

Je crois avoir remarqué que la colique produite par le cuivre est ordinairement plus forte
que celle occasionnée par le plomb.

Le *cuivre* en nature, purifié, employé par les
ouvriers, sans aucun alliage, mais seulement
battu, cause la colique métallique, moins souvent
à la vérité que lorsqu'on le fond ou qu'on le
tourne.

Le *vert-de-gris*, qui est un oxide (mêlé d'acétate) de cuivre, est plus souvent cause de la colique métallique que le cuivre. M. Glatigny, médecin à Falaise (1), a vu seize religieuses prises
d'une véritable colique métallique, pour avoir
bu de l'eau où il y avait du vert-de-gris. Cinq en
périrent dans les convulsions, et étant presque
convalescentes.

On sait combien les casseroles de cuivre mal
étamées, ou celles qui ne le sont pas, causent
d'accidens. Les plus légers sont des coliques analogues à la colique métallique ; il en résulte d'autres fois de véritables empoisonnemens. On peut
consulter, à ce sujet, un mémoire de Lallouette,
imprimé à la suite de son traité du *Scrophule*,
tom. 2, p. 236.

Beaucoup de peintres disent ne devoir leur

---

(1) Journal de Médecine, 1764.

colique qu'au vert-de-gris. Cet oxide est effectivement la forme sous laquelle il cause le plus de
ravages, ravages bien plus graves que ceux produits par le métal en nature.

Coliques causées par l'arsenic. Henckel, Ramazzini pensent que l'arsenic peut causer la colique métallique. Doasan attribue à l'orpiment,
qui est un sulfure jaune d'arsenic, la colique des
passe-talonniers, qui frottent les talons des souliers
qu'ils veulent jaunir avec ce minéral. Stockhusen
ne croit pas que ce métal la cause.

*Coliques causées par le mercure, le fer, l'étain,
l'antimoine.* Ces métaux ne paraissent produire
que rarement cette maladie. Cependant le fait
n'est pas encore hors de doute; il est encore incertain, sur-tout pour le fer et l'étain, s'ils la
produisent; c'est à l'expérience ultérieure à prononcer sur ce sujet curieux, et qu'il serait peut-
être important d'étudier d'une manière suivie.
Tronchin affirme avoir vu des personnes prises
de la colique métallique pour avoir fait un usage
trop fréquent de l'antimoine cru.

Coliques causées par des minéraux. Nous avons
parlé, dans le chapitre III du livre premier, d'ouvriers qui contractaient la colique en travaillant
sur des substances minérales, sur différentes
espèces de pierres; il y a identité parfaite entre

la maladie venant de cette cause, et celle produite par les métaux, ainsi que pour le traitement; c'est pourquoi je lui conserve le même
nom, qui n'est ici qu'à cause de l'identité des
symptômes, et pour ne pas multiplier les mots.
D'ailleurs ces coliques sont si peu nombreuses,
qu'à peine sur cent individus en trouve-t-on
un dont la colique ne soit pas due à des métaux,
ce qui ne vaut pas la peine de faire un nom
particulier pour les désigner. Le nom de *coli-*
lique minérale, qui a plus d'extension, serait
plus convenable dans ce cas, que celui de colique métallique.

Ces substances pierreuses sont le marbre, la
pierre à chaux, le plâtre, la pierre à bâtir, le
grès, le diamant, le verre, les terres salpêtrées,
les poudres absorbantes, etc. Il paraît que toutes
causent la colique par l'inspiration de leurs molécules. Si ces substances restaient en masse, elles
ne seraient aucunement nuisibles. C'est lorsque
les ouvriers les préparent, les scient, les polis-
sent, les usent, les taillent, qu'ils contractent la
maladie en question.

Serait-ce à des parcelles métalliques, cuivreuses
ou saturnines contenues dans ces pierres, que
serait dû le développement de cette affection ? Je

ne le pense pas , quoiqu'il me soit impossible d'en assigner la vraie cause.

Coliques causées par des substances âcres , aci-des , acerbes , astringentes. Encore des subs-tances qui produisent une maladie entièrement semblable à la colique métallique , sans qu'on puisse trouver d'analogie dans les causes occasionnelles. Elle cède au traitement de la Charité , comme la colique métallique. On voit paraître de temps en temps les personnes qui en sont at-teintes , sur les listes de l'hôpital cité , et des auteurs en ont parlé. Tronchin (1) dit que des individus en ont été affectés pour avoir pris de l'esprit de vitriol , du jus de citron , du punch , etc.

Les acides sont dans ce cas. Je pense que la *limonade minérale ,* qu'on prescrit dans quelques cas , et qui se fait avec l'*acide sulfurique ,* peut avoir cet inconvénient ; l'*eau de Rabel ,* dont on use à l'intérieur , dans quelques circonstances , la peut produire également.

Le vinaigre la cause quelquefois , et on voit plusieurs vinaigriers sur les listes dont j'ai parlées.

Les vins acerbes sont dans la même catégorie ; je ne veux parler ici que de ceux qui ont cette pro-

_____

(1) *De colicâ Pictonum ,* page 65.

priété naturellement, et sans être aucunement
sophistiqués. Il y a cinq ans, la récolte du vin
fut très-mauvaise en Bourgogne, à cause de la
non maturité des raisins. Cette boisson était
verte et austère ; les gens du peuple l'appelaient du
tord-boyau, à cause des coliques qu'elle causait. On
l'abandonna presque totalement aux prisonniers
russes, qui étaient nombreux dans la province.

Les fruits âpres, les substances astringentes
peuvent aussi produire la colique métallique, au
dire de quelques auteurs.

*Coliques produites par des résines liquides ou
baumes.* Le vernis, qui est une préparation de
l'essence de térébenthine, produit assez souvent
la colique métallique. Il n'est pas rare de voir
des vernisseurs atteints de cette maladie.

La térébenthine doit avoir les mêmes inconvéniens, mais cela n'est pas encore venu à ma
connaissance. Les baumes de la Mecque, du
Pérou, etc., auraient-ils aussi la même propriété ?
Si l'on jugeait par analogie, on serait pour l'affirmative.

Coliques causées par des virus internes. Tronchin avance que la colique qui nous occupe
peut être causée par des virus cachés, l'humeur
de la goutte, des fièvres mal guéries, le scorbut, la mélancolie, les passions de l'âme, une
acrimonie particulière, etc., ce sont là de simples

conjectures, dont il faut se souvenir dans l'occasion pour chercher à vérifier le fait, ce qui ne
laisse pas que d'être assez épineux ; mais il paraît
d'ailleurs que cet auteur et plusieurs autres, qui
ont eu la même idée, avaient plutôt en vue la colique végétale que la métallique.

S'il faut en croire Astruc, il a vu une colique
absolument analogue à celle dont nous traitons, produite par une cause externe, c'est-à-dire
par une forte contusion dans la région dorsale :
il en rapporte une histoire à la fin de sa thèse (1).
Il y en a deux autres consignées dans le
Journal de Médecine de 1760, tome XII. C'est
peut-être l'analogie de cette colique avec la métallique, et la manière dont elle avait été produite,
qui lui fit naître l'idée que le siége de cette dernière était dans la moëlle épinière, et qui lui
valut de sa part le nom qu'il lui donna.

_____

(1) *De rachialgiâ.*

~~~~~~~~~~~~~~~~~~~~~~~~~~~~~~~~

CHAPITRE III.

Analyses chimiques des vins sophistiqués par le plomb ; des urines et des déjections rendues par les malades attaqués de la colique métallique.

JE renfermerai dans ce chapitre l'analyse du vin altéré par l'addition d'une préparation de plomb, lequel cause souvent la colique métallique, comme nous l'avons dit dans le précédent chapitre, et j'indiquerai les moyens de parvenir à reconnaître cette espèce de vin.

Pour ne plus revenir sur les analyses chimiques, j'ai joint, ici, l'analyse des urines et des excrémens de personnes attaquées de la colique, parce que le résultat de cette analyse nous deviendra nécessaire dans le chapitre suivant.

Recherches sur le vin sophistiqué. Pour remplir le but que je m'étais proposé, j'ai choisi le vin le plus mauvais qu'il m'a été possible de trouver, parce que c'est ordinairement celui-là que l'on falsifie ; c'était un gros vin rouge, d'une odeur piquante, très-peu spiritueux, d'un goût acerbe, âcre et un peu amer. Pour m'assurer de l'effet qu'opérerait sur lui la litharge, qui est la pré-

paration de plomb dont on se sert le plus ordinai‑
rement pour l'altérer, nous avons fait (1) l'expé‑
périence suivante.

PREMIÈRE EXPÉRIENCE.

Une chopine de ce vin, mise à digérer à froid
pendant quarante-huit heures sur deux gros de
litharge, a dissous douze grains de cet oxide
vitreux de plomb.

Après avoir resté ce temps sur la litharge, il
avait perdu beaucoup de son goût austère, acide
et amer ; il avait quelque chose de doux et
d'agréable au goût ; quoique dégusté plus atten‑
tivement, il lui restât encore une saveur un
peu stiptique. C'est ce goût sucré, dans le vin
mangonisé par la litharge, qui invite à en boire,
ce qui cause la colique métallique, si l'on en prend
une certaine dose. On voit jusqu'où cela peut
aller, d'après la quantité de litharge dissoute.
Celui qui ne boirait que deux bouteilles de ce vin,
prendrait quarante-huit grains de litharge ; et le
muid, composé de trois cents bouteilles, n'en

---

(1) Ces expériences, et les suivantes, ont été faites con‑
jointement avec M. Baruel, chef du laboratoire chimique
de la Faculté de Médecine de Paris.

dissolverait pas moins de quinze onces. Cette proportion peut être encore plus grande, si le vin contient de l'acide acéteux, comme il arrive dans les vins aigres, lequel forme, avec le plomb, un sel soluble (sel de saturne), qui fournit au vin la saveur sucrée dont nous avons parlé. Le sel de saturne a été connu de tout temps, pour posséder cette propriété dulcifiante, et à tel point, que quelquefois on l'a confondu avec le véritable sucre, ce qui a été la cause de plusieurs accidens fâcheux.

Pour reconnaître la litharge, nous avons essayé le vin altéré comparativement avec des vins qui ne l'étaient pas : nous avons d'abord employé deux réactifs vantés pour montrer évidemment la présence du plomb ; c'est-à-dire, l'acide sulfurique, et le foie de soufre.

DEUXIÈME EXPÉRIENCE.

L'acide sulfurique pur, versé sur le vin naturel, ne produit d'autre altération que d'aviver un peu sa couleur ; mais sur le vin lithargé, il donne un précipité blanc fort remarquable, qui gagne assez promptement le fond du verre.

Ce moyen, comme on voit, est assez bon, et pourrait convenir, si l'on n'en avait pas de meil-

8

leur : il convient mieux que le suivant; mais moins que celui dont nous parlerons après.

TROISIÈME EXPÉRIENCE.

L'hydro-sulfure d'ammoniaque, versé sur le vin naturel, a produit une couleur violet-sale, qui a formé un précipité léger, et le vin est resté décoloré. Dans le vin altéré par la litharge, il y a eu un précipité violet-brun, beaucoup plus abondant.

Les hydro-sulfures, comme on voit, sont fort infidèles, puisqu'ils donnent des précipités à peu près de la même couleur, que le vin soit pur ou non. C'est cependant ce moyen que les auteurs conseillent. Je suis persuadé qu'il a été plus d'une fois une source d'erreur, et qu'il a donné lieu à plusieurs faux rapports en justice ; il est de fait, qu'à moins de faire l'expérience comparative, comme nous, on ne ferait pas difficulté d'attribuer au plomb le précipité violet qui a lieu même dans le vin non altéré. Ce précipité et la coloration du liquide en violet, arrivent également pour le vin le plus pur et du meilleur crû, puisque j'ai répété l'expérience sur du Bourgogne de la première qualité. Cette inutilité des sulfures alcalins, nous a fait recourir à un moyen indiqué par feu M. le

professeur Fourcroy (1), à l'eau chargée d'hydrogène sulfuré. Il s'est servi de ce procédé le premier, il y a vingt-cinq ans (2).

QUATRIÈME EXPÉRIENCE.

L'eau chargée d'hydrogène sulfuré n'a pas
apporté le moindre changement dans le vin
naturel. Le vin falsifié avec la litharge est devenu,
au contraire, noirâtre, floconneux, et un dépôt
abondant a gagné le fond du vase.

Ce procédé est la vraie pierre de touche pour
reconnaître la moindre quantité de plomb qui
existerait dans le vin. On voit que ce réactif
n'apporte aucune altération dans celui qui est
naturel, ce qui est très-précieux, en ce qu'il
facilite les moyens de reconnaître un vin pur,
d'un vin sophistiqué. On peut, en médecine légale,
avoir un rapport délicat à faire ; par exemple,

_____

(1) Système des connaissances chimiques, tome VIII,
page 136.

(2) On charge facilement l'eau de gaz hydrogène-sulfuré :
il suffit pour cela de mettre dans une fiole une pâte faite
de limaille de fer et de soufre ; d'y verser quelques gouttes
d'acide sulfurique, et de faire dégager le gaz qui en résulte
dans un flacon rempli d'eau, au moyen d'un tube recourbé
dont on aura surmonté la fiole.

8 *

je suppose un homme qui aurait bu du vin avec
excès, et qui s'en trouverait incommodé ; si un
pareil individu attaquait le vendeur en justice,
se plaignant que son vin est falsifié, le médecin
déciderait alors la chose facilement, par l'eau
chargée d'hydrogène sulfuré. Ce que nous sup-
posons là, est arrivé il y a quelques années : des
élèves en médecine vinrent se plaindre au laboratoire de chimie de cette faculté, que le vin qu'on
leur vendait, était probablement sophistiqué avec
de la litharge, puisqu'ils en éprouvaient des coliques. On analysa ce vin, et on n'en trouva pas un
atome. Il paraît que leurs coliques n'étaient dues
qu'à la grande quantité qu'ils en buvaient.

CINQUIÈME EXPÉRIENCE.

Pour nous assurer encore plus de la présence
effective du plomb dans le vin que nous avions mis
à digérer sur ce métal, nous rapprochâmes toutes
nos liqueurs et nous mîmes le résidu dans le trou
d'un charbon ardent, entretenu par le souffle d'un
chalumeau ; en peu d'instans, et à l'aide d'un
peu de borax, nous eûmes un culot métallique
très-apparent.

On a voulu, dans ces derniers temps, abattre
l'acidité de certains vins, avec le carbonate de

chaux; ceci, qui n'a qu'un rapport indirect avec la colique métallique, mérite pourtant que j'en dise quelque chose (1).

SIXIÈME EXPÉRIENCE.

Une chopine de vin, pareil à celui de l'expérience première, a dissous vingt-sept grains de carbonate de chaux; il y a eu, lorsque le vin a été versé, une faible effervescence, plus sensible à l'oreille qu'aux yeux; le vin qui en est résulté était d'une platitude affreuse et d'une amertume considérable; quoique filtré, il conservait néanmoins une couleur noire-violette, bien différente de celle du vin naturel. L'acide sulfurique versé sur ce vin, lui a rendu sa couleur primitive; par le repos, il s'est cristallisé un peu de sulfate de chaux au fond du verre.

L'acide oxalique, versé sur ce même vin, a donné naissance à un précipité abondant, de couleur rose, qui s'est chargé de la matière colo-

---

(1) Un vin généreux dissout fort peu de litharge. Une chopine de ce vin, mise pendant deux jours à digérer sur 2 gros de litharge, n'en a dissous qu'environ un grain; avec l'eau chargé d'hydrogène sulfuré, il n'y eut qu'un nuage violet-sale de produit.

rante du vin; cependant, par le repos, ce liquide a repris peu à peu sa couleur naturelle.

Ce dernier moyen est donc infaillible pour reconnaître la chaux qui pourrait exister dans le vin. D'ailleurs, il paraît que si l'on veut se servir de ce procédé pour falsifier certains vins, il ne faut mettre le carbonate de chaux qu'en quantité très-petite; car sans cela on n'a qu'une boisson qui est détestable au dernier point. Ce genre d'altération, au surplus, n'a pas les inconvéniens de celui du plomb, et je ne le crois pas susceptible de produire beaucoup de mal.

Examen chimique des urines et des excrémens des personnes attaquées de colique métallique. C'est une question agitée par quelques auteurs, si les humeurs rejetées par les ouvriers qui travaillent en plomb, contiennent des particules de ce métal. Quelques-uns ne font que proposer ce doute, mais la grande majorité est persuadée de la présence du plomb dans les maladies, et croit que cette affection ne pourrait être produite sans qu'il entrât en réalité dans le corps. Ils n'étayent cette opinion d'aucune preuve. Ne voulant pas prononcer sans connaissance de causes, et cherchant à ne rien laisser à désirer sur tout ce qui peut jeter du jour sur la colique métallique, je me suis décidé à analyser les déjections urinaires et excrémentielles d'un malade pris de cette espèce de colique. Voici d'abord son observation.

OBSERVATION QUINZIÈME. Jean-Baptiste G...., faïencier, âgé de cinquante-quatre ans, travaillant depuis trente-quatre ans à cet état, n'avait jamais éprouvé qu'une colique il y a trente-huit ans environ, dont il fut traité à la Charité; il n'avait jamais eu d'autre maladie. Depuis un mois il était un peu resserré, malgré le lait qu'il prenait habituellement pour se relâcher. Depuis cinq jours, il avait commencé à ressentir quelques coliques, sans qu'il eût travaillé plus qu'à l'ordinaire; elles étaient devenues promptement assez intenses, et étaient restées stationnaires. Le toucher était alors un peu douloureux, principalement vers le nombril, la vessie et les reins; il n'avait point vomi; depuis trois jours les urines étaient difficiles. Entré à la Charité le premier mai 1803, la peau était jaune; le corps assez fort et robuste; la bouche pâteuse; la langue blanchâtre, mais point amère; la toux légère, répondait au ventre, et le rendait douloureux. Ce dernier était peu aplati; il y avait constipation depuis cinq jours; les urines étaient assez abondantes, mais douloureuses à rendre; le pouls n'était point fébrile, la chaleur de la peau était naturelle : il avait encore de l'appétit ; depuis plusieurs nuits le malade ne dormait pas ; deux jours avant il avait beaucoup souffert pendant la nuit.

Le jour de son entrée on commença le traitement de la Charité ; les médicamens ne procurèrent qu'une selle, mais elle soulagea.

Le 2 on continua, ainsi que les jours suivans, le traitement ordinaire de cette maladie. Il vomit six fois dans la journée des matières vertes, amères, glutineuses, et fut huit fois à la selle ; cela lui fit beaucoup avoir de tranchées. Il dormit la nuit, et eut peu de coliques.

Le 3 au matin, il était très-faible, et se trouvait fort soulagé. Il eut trois selles ; les urines n'étaient plus douloureuses au passage.

Le 4, il alla cinq à six fois à la selle ; il n'avait plus de coliques ; on pouvait le regarder comme en convalescence.

On continua le traitement encore quatre jours, et le malade sortit le 8 mai, très - bien guéri.

Analyse des urines. Les urines de cet homme, mises soigneusement à part pendant les trois premiers jours, ont été traitées par l'hydro-sulfure d'ammoniaque, moyen capable de découvrir la plus légère portion de plomb, s'il en eut existé. Ce réactif ne donna pas le plus léger nuage; et n'opéra aucun changement dans l'urine, ce qui me fit reconnaître qu'elle n'en contenait pas un atome. On pourrait peut-être dire qu'il s'était précipité dans le vase; mais j'ai eu soin d'essayer la liqueur avant qu'il y eut le moindre dépôt. Enfin, si l'on objectait que le plomb a pu n'être dans les urines que passé ce troisième jour, je répondrai que cela n'est pas probable, puisqu'à cette époque il n'y avait plus de douleur à la vessie, non plus qu'au passage des urines; et que tout était rentré dans l'état de santé. L'expérience comparative faite sur les urines d'un adulte sain, n'a pas donné d'autres résultats; d'où je conclus que les urines des gens attaqués de la colique métallique, ne contiennent pas la moindre quantité de plomb, et qu'elles sont en tout semblables à celles rendues en santé; d'où je conclus encore qu'elles n'en contiennent chez pas un de ceux qui sont pris de cette maladie, puisqu'ici les urines sortaient avec douleur; ce qui suppose que la cause morbifique était plus active que dans les cas où elles s'écoulent naturellement, et qu'elle semblait s'être arrêtée particulièrement sur la vessie.

Analyse des matières alvines. Les excrémens laissés dans un même vase jusqu'au milieu du huitième jour de la maladie, époque où le troisième

purgatif avait déjà fait tout son effet, et où le malade n'éprouvait plus de douleurs, pesaient environ
six livres : ils furent mis dans un grand creuset de
Hesse, placé au milieu des charbons ardens. Par
l'action d'un feu continué trois heures de temps,
ils furent réduits en un charbon assez compact et
peu brillant. Ce charbon incinéré, a produit qua-
rante-quatre grains de cendre : quatre onces d'eau
distillée, versées dessus, ont donné un liquide clair,
diaphane, sans odeur, et d'une saveur légèrement salée; elle n'a point verdi le sirop de violette. Cette eau, évaporée dans une capsule, a
donné douze grains de muriate de soude pur.
Après ce lavage à l'eau distillée, la cendre fut
mise en digestion avec de l'acide nitrique affaibli
et bouillant. La liqueur passée, il est resté sur le
filtre six grains un quart d'une poudre composée
d'une portion de charbon non décomposé, et
d'alumine provenant du frottement d'une spatule
de fer avec laquelle nous avions gratté le creuset. Nous versâmes, goutte à goutte, de l'hydro-
sulfure d'ammoniaque, qui donna lieu à un
précipité noir-jaunâtre : ce précipité, mis sur un
filtre, fut bien lavé et séché; il avait, après sa
dessication parfaite, une couleur jaune-verdâtre.
Nous avons de nouveau dissous, dans l'acide
nitrique, cette poudre desséchée; la liqueur fil-

trée était transparente, et il resta sur l'enton-
noir un peu de soufre. Voulant reconnaître si
cette liqueur contenait du plomb, nous y ajou-
tâmes quelques gouttes d'acide sulfurique ; il
se rassembla aussitôt un dépôt blanchâtre, qui
nous fit croire quelques instans à son existence :
nous mîmes ce précipité sur un filtre, et nous
le lavâmes avec de l'eau distillée ; la liqueur d'où
nous avions séparé cette substance, donna par
le prussiate de chaux, un peu de prussiate de
fer, dont la base venait probablement du frottement de la spatule de fer contre les parois du
creuset : le précipité resté sur le filtre était blanchâtre et luisant ; traité par l'acide sulfurique
en excès, il s'y est dissous. La liqueur fut
partagée en deux portions : l'une traitée par
l'hydro-sulfure d'ammoniaque, n'a plus donné
qu'un précipité blanchâtre, lequel n'était que du
soufre chassé par un excès d'acide contenu dans
le nitrate de chaux ; l'autre portion, traitée par
l'oxalate d'ammoniaque, a procuré un dépôt
blanc d'oxalate de chaux : d'où nous conclûmes
que ce précipité blanc, occasionné par l'acide sulfurique, n'était qu'un sulfate de chaux et non de
plomb. Pour nous en assurer encore davantage,
nous rassemblâmes tous nos précipités, nous les
fîmes sécher, et nous cherchâmes à les fondre

au milieu d'un charbon creusé convenablement,
et à l'aide du feu d'un chalumeau. Nous ne pûmes d'abord y parvenir ; il fallut y ajouter quelques grains de borate de soude. Après le bour-
soufflemens de ce fondant, il se forma un bouton
grisâtre ; lorsqu'il fut refroidi, nous le prîmes ; il
était assez léger ; sa cassure était poreuse et
blanchâtre, son goût salé, etc. ; en un mot,
nous ne pûmes reconnaître aucune trace d'un
métal.

On peut donc affirmer que le plomb n'existe
point dans les premières voies des gens attaqués
de la colique métallique. Nous étions ici dans les
conditions les plus favorables pour l'apercevoir,
et la précision de nos procédés n'eût pas permis
qu'il nous échappât : aussi notre conclusion
est-elle d'une exactitude rigoureuse. Elle est
loin de celle des auteurs, et sur-tout de Dubois (1), qui affirme que les métaux conservent
leur nature métallique et leur pesanteur dans les
organes. Il dit que les particules agissent alors
sur les nerfs comme des pointes de coins, et que
les purgatifs qui secouent fortement les intestins,
font quitter les particules métalliques, comme la
poussière abandonne une couverture que l'on

_____

(1) *An colicis figulis, etc. ?*

bat. Les trois quarts des ouvrages écrits sur la colique métallique , sont remplis d'explications aussi fastidieuses, et l'on n'y trouve pas une observation détaillée où l'on puisse suivre la maladie. C'était alors la méthode d'écrire ainsi en médecine. A mon avis, ce que nous avions de mieux sur cette maladie, étaient les chapitres que Stoll et Desbois de Rochefort lui avaient consacrés.

Je prévois bien qu'on pourra m'objecter qu'à la vérité le plomb n'existe pas dans les premières voies, mais qu'il habite dans les secondes, et que c'est à l'instant de son intromission dans les vaisseaux absorbans, qu'il cause ses ravages et produit la colique métallique (1). Je n'ai qu'une réponse à faire à cet argument : si le plomb est dans les secondes voies lorsqu'il cause la colique métallique, il en est dehors lorsqu'elle n'existe plus ; il en est donc alors expulsé : or, ce ne peut être que par deux voies, ou par les excrétions, ou par la transpiration insensible. Je pense avoir démontré que ce n'est pas par les urines, les excrémens, etc.; je pense encore moins que ce soit par la transpiration : effectivement , com-

_____

(1) Van-Swieten ne croit point à cette introduction, lorsqu'il dit (Comment., tom. 1, pag. 80) : *Non tam facilis ingressus acrium in minima vasa, ac crediderunt multi.*

ment supposer que des molécules métalliques
vont enfiler les innombrables ramifications des
absorbans et des exhalans; qu'elles vont être
portées plutôt à la peau que dans toute autre
partie du corps? dailleurs, quelle force les fera
voyager ainsi? etc. Je sais bien que certains virus
sont entraînés et poussés, pour ainsi dire, à travers
la peau, comme le vérolique, par exemple; mais
il y a loin entre un être fugace, que nos sens ne
peuvent mesurer, et une substance métallique
qui est, par sa nature, essentiellement la plus
pesante de tous les corps. Dira-t-on que le plomb
est dissous par les parties salines de nos humeurs,
et qu'il n'est plus susceptible d'être ramené à
l'état métallique? Mais je reviendrai encore à ma
réponse : cette combinaison est donc sortie de
notre corps; puisqu'elle ne cause plus les maux
qui constituaient la colique métallique; or, si
elle en est sortie, elle est toujours susceptible
d'être appréciable par les agens chimiques, à
moins encore qu'on ne veuille expliquer la cessation de la maladie, en disant que les médicamens qui procurent la guérison, amènent un
changement tel dans les molécules métalliques,
qu'elles ne sont plus susceptibles de nuire à la
santé; argument pitoyable, à mon avis, puisqu'il
faudrait admettre des amas de ces composés dans

les humeurs, chez les gens sur-tout qui ont eu vingt-huit et trente fois la colique métallique.

Mais le plomb, dira-t-on, doit au moins exister chez ceux qui ont la colique métallique, pour avoir avalé des substances qui en contenaient, comme ceux qui boivent des vins sophistiqués, ou des médicamens tirés du plomb. N'ayant pas eu occasion d'observer par moi-même cette colique devenue rare, parce que la police empêche qu'on ne débite des vins altérés, et que la médecine n'emploie plus maintenant, que je sache du moins, des préparations saturnines, je ne puis prononcer affirmativement : il serait curieux d'en analyser les déjections pour s'assurer si effectivement le plomb avalé y existe : Je pense que dans ce cas, très-probablement, on le retrouverait.

Je ne pense pas que dans le cas où le cuivre produit la colique métallique, il existe davantage dans l'économie, que le plomb. Le raisonnement et l'analogie me portent à penser qu'il en est de même pour les deux métaux, et pour les autres qui peuvent causer cette affection.

CHAPITRE IV.

De la cause immédiate de la colique métallique.

Nous pouvons actuellement chercher à résoudre cette question. Sont-ce les particules du plomb qui seules peuvent causer la colique métallique? ou, en d'autres termes, faut-il que le plomb ou ses préparations, entrent dans le corps humain pour causer la colique?

Sans doute le plomb introduit produit la colique, comme nous le voyons lorsqu'elle résulte des vins lithargés, du sel de saturne pris comme médicamens, etc. Peut-être même entre-t-il dans la bouche et les narines, jusque dans la glotte, des molécules des oxides métalliques dont on se sert dans les arts, pour les couvertes de la faïence, de la poterie, etc.

Mais dans combien d'autres occasions ne voit-on pas une impossibilité absolue qu'aucune portion métallique puisse pénétrer dans le corps, et cependant la colique être produite.

Les ouvriers qui emploient le plomb et le cuivre entiers, sans autre préparation que de le battre, ne devraient pas être pris de cette maladie, puisque dans ce cas il n'en résulte aucune poussière métallique qu'ils puissent absorber.

Ceux qui contractent cette même affection pour demeurer dans des lieux nouvellement peints, ne respirent pas non plus des molécules métalliques.

Les coliques parfaitement analogues à la métallique, mais qui reconnaissent pour cause l'atmosphère des molécules pierreuses, ou les fruits acerbes, les vins aigres, etc., prouvent certainement que la présence des métaux n'est pas nécessaire pour sa production.

L'analyse chimique des urines et des excrémens, que nous venons de rapporter, met hors de doute la possibilité de l'existence de la colique sans la présence du plomb dans l'économie.

Je crois donc pouvoir établir, d'après ces données, qu'il n'est nullement nécessaire que les métaux pénètrent dans notre intérieur pour causer la colique métallique ; je pense que leurs seules émanations suffisent pour cela. Je ne donne pas ce nom aux vapeurs qui s'élèvent du plomb en fusion, ou même dans l'ébullition de ses préparations, mais seulement à sa partie odorante, à un arome qui lui est particulier et qui est très-

fort dans ce métal, lorsqu'on le tient dans les
mains et qu'on le frotte. Je crois que si l'on pouvait dépouiller le plomb de ce principe, il deviendrait incapable de produire la maladie dont nous
traitons.

Les oxides du plomb n'ont plus, à la vérité, une
odeur aussi forte que le métal en nature, mais
ils la conservent toujours en partie; seulement
il faudra que la quantité de ces préparations, à
laquelle les ouvriers seront exposés, soit assez
considérable pour pouvoir fournir une somme
d'exhalation suffisante pour la causer.

Nous avons une preuve bien directe que les
seules odeurs peuvent causer la colique métallique dans la production de cette maladie par le
vernis.

Je pense même que quand le plomb est pris en
substance, il n'agit encore que par sa partie odorante; ce qu'il fait bien plus facilement alors,
puisqu'il porte son influence le plus près possible
du lieu où il va produire la maladie. Si on ana-
lysait les excrémens de ceux qui contractent la
colique métallique de cette façon, il est probable
qu'on y retrouverait tout le plomb dont étaient
saturées les boissons qu'on aurait imprudemment
avalées. Il est clair que dans cette circonstance
il faut une bien plus petite quantité de plomb que

lorsque ce métal agit éloigné du corps ; il ne faut peut-être pas douze grains d'une préparation de plomb prise à l'intérieur, pour causer cette maladie ; tandis qu'à l'extérieur cette quantité ne produirait aucune espèce d'altération dans la santé.

Je ne suis pas le premier qui pense que la colique métallique soit causée par la seule partie odorante des métaux. Ramazzini (1) s'étonne, dans son Traité des Maladies des artisans, que le plomb dont on tire des remèdes si *efficaces*, renferme dans son sein une exhalaison (*per solam exhalationem*) capable de produire seule la colique métallique.

~~~~~~

CHAPITRE V.

Diagnostique de la colique métallique.

Si on a lu avec attention les caractères que nous avons tracés de cette maladie dans le premier livre, il deviendra facile d'en établir le diagnostique : nous n'allons faire que les résumer.

----

(1) *De figulinis morb*, c. 5.

Il faut d'abord s'assurer de la profession du sujet chez lequel on soupçonne une colique métallique. Ce seul indice a souvent fait croire à cette maladie dans des cas obscurs, et le plus ordinairement il arrive qu'on devine juste. Ce n'est pas à dire, comme quelques personnes semblent le croire, que toutes les maladies des peintres, des plombiers soient des coliques métalliques; cela serait exagéré : je les vois tous les jours au contraire attaqués de maladies sur lesquelles leur profession n'influe en rien.

Après qu'on aura reconnu la profession, à supposer qu'elle ne puisse nullement être soupçonnée comme cause, on cherchera si le malade n'a été exposé à l'action d'aucune des autres substances capables de produire la colique métallique.

On étudiera ensuite les symptômes. Voici ceux qui existent dans la plupart des cas : coliques ou douleurs abdominales ordinairement plus fortes vers l'ombilic; pression ombilicale graduée soulageant les douleurs; ventre rétracté; constipation; absence de fièvre; tendance de la maladie à dégénérer en paralysie ou en cachexie.

Je dis qu'il faut l'ensemble de ces symptômes; car, pris en particulier, il n'en est pas un, à l'exception des coliques, qui ne manque dans quelques circonstances, ou qui ne puisse être remplacé par

un symptôme contraire. Ainsi la pression est
parfois douloureuse ; au lieu de constipation, on
observe, dans quelques circonstances, du dévoiement ; le ventre est quelquefois un peu bombé ;
et enfin on voit dans l'origine de quelques coliques simples, le pouls indiquer un état fébrile.
Mais ces aberrations sont rares ; dans le plus grand
nombre des cas, on observe la colique avec
le concours des signes indiqués ; et lorsque un
forme exception, l'ensemble des autres, qui restent avec leurs caractères, suffit pour établir sûrement le diagnostique.

Lorsque la maladie est compliquée, il devient
beaucoup plus difficile de la caractériser ; il faut
parfois alors la plus grande attention pour ne pas
s'y méprendre. La profession du malade doit entrer
pour beaucoup dans l'estimation de la maladie. On
peut se rappeler les observations que nous avons
rapportées plus haut sur les coliques métalliques
compliquées.

La cachexie qui succède à des coliques multipliées ou mal guéries, se reconnaît aux causes
antécédentes, c'est-à-dire, à la profession, et à
l'existence antérieure de ces coliques. La paralysie de même ; puis toutes deux aux autres particularités que nous avons enseignées aux pages
72 et 73.

Comparaison avec d'autres coliques. Pour faciliter la connaissance de la maladie dont nous traitons; nous allons indiquer sommairement les différences qui la séparent de quelques autres coliques. Celles avec lesquelles on pourrait la confondre, sont les coliques nerveuse, bilieuse hépatique, végétale, stercorale, etc.

La *colique nerveuse* a lieu chez les personnes d'un tempérament nerveux, d'une constitution sèche, d'un caractère irritable; elle a l'irrégularité des autres maladies nerveuses; elle est tantôt forte, tantôt faible, s'augmentant par des émotions, des contrariétés; quelquefois accompagnée de constipation, suivie tout à coup, et sans motif, de dévoiement; le pouls est souvent petit, concentré, quelquefois un peu irrégulier, nerveux, en un mot.

On voit qu'on ne doit guère trouver cette maladie chez les ouvriers, tous ordinairement robustes et peu irritables. D'ailleurs le pouls est tout le contraire de ce qu'il est dans la colique nerveuse, puisqu'il est plein, dur et lent. Les coliques nerveuses cèdent aux antispasmodiques; des remèdes irritans les augmenteraient, tandis qu'il faut les plus forts drastiques pour obtenir la guérison de la colique métallique.

La *colique bilieuse* est souvent épidémique, et parfois spontanée : les gens qui en sont affectés ont le tempérament bilieux ; mais d'autres constitutions peuvent aussi en être attaquées. La face est jaunâtre, au moins aux ailes du nez et autour de la bouche, au front ; la langue est chargée ; la bouche amère ; le ventre est douloureux assez constamment, tendu, un peu ballonné même ; il y a des selles bilieuses, liquides, qui font quelquefois mal à l'anus en sortant ; le pouls est peu ou point fébrile, si ce n'est vers le soir : la durée de cette colique est assez courte ; elle cède aux délayans et aux purgatifs légers. L'état du ventre, la nature des selles, l'état de la bouche, des douleurs, la couleur du visage distinguent cette colique de la métallique, qui n'est jamais épidémique, et où il y a des symptômes presque entièrement opposés, tels que la constipation et la rétraction du ventre. Stoll dit que la colique bilieuse complique souvent la colique métallique.

La *colique hépatique* diffère peu de la bilieuse ; on la distingue seulement par la douleur qui n'existe guère que dans la région du foie ; en ce qu'elle revient à des époques plus ou moins éloignées, indépendantes de l'état atmosphérique, et enfin par un caractère principal, qui est la sortie de concrétions biliaires ou adipocieuses.

par les selles, sortie qui fait cesser toute la maladie. On n'observe jamais rien de semblable dans la colique métallique, dont cette dernière circonstance la sépare entièrement, joint au caractère qui l'éloigne de la bilieuse, dont l'hépatique a la plupart des symptômes.

La *colique végétale* a beaucoup des caractères de la colique métallique. Nous remettons à en parler au livre IV, lorsqu'il sera question de la nature de la maladie dont nous traitons.

Colique stercorale. On a signalé, depuis quelques années, une colique qu'on désigne sous le nom de *colique stercorale,* parce qu'effectivement elle consiste en des douleurs abdominales très-vives, qui paraissent causées par des excrémens endurcis. J'ai eu occasion de la voir deux fois.

La première, c'était chez un homme âgé d'environ soixante ans ; il y avait plusieurs mois qu'il avait des douleurs très-fortes dans le ventre, sans tuméfaction ; on y sentait des grosseurs, qu'on prenait pour des glandes du mésentère engorgées ; elles pouvaient avoir le volume d'un marron, et étaient au nombre de sept à huit : le malade se mettait dans des postures bizarres pour se soulager ; il avait des redoublemens violens de ces coliques, et passait souvent la nuit hors de son

lit pour se soulager; il mangeait un peu, et n'avait
aucunement la bouche amère ; il y avait une
constipation assez forte, qu'on ne surmontait que
difficilement par des lavemens purgatifs; le pouls
était non fébrile, mais souvent irrégulier. On lui
donna des fondans, des humectans, des opiacés,
sans beaucoup de soulagement, du moins d'un
peu de durée. Cet état existait depuis cinq ou six
mois, lorsque les douleurs devinrent si affreuses,
que le malade ne pouvant plus les endurer, se pendit
à la corde de son lit. A l'ouverture de son cadavre, on ne trouva aucune lésion organique dans le
ventre ni dans les autres cavités; les intestins n'é-
taient nullement altérés ; ils contenaient une très-
grande quantité d'excrémens arrondis, fort durs,
et du volume d'un marron de Lyon; c'étaient eux
que l'on sentait vers la région hypogastrique, et
que l'on avait cru être des glandes mésentériques
engorgées.

Le second cas où j'eus occasion de voir cette
maladie, fut chez une femme de soixante-deux
ou soixante-trois ans; elle se plaignait de douleurs
très-vives dans le ventre. On reconnut qu'il n'y
avait pas d'inflammation malgré sa dureté: on
s'arrêta à l'idée d'un rhumatisme fixé sur cette
région; et comme il y avait des vomissemens, on
craignit aussi un commencement de squirrhe
du pylore. Malgré tous les remèdes employés,

cette femme mourut en moins de deux mois; et sur la fin la maladie s'était presque transformée en affection aiguë, tant les douleurs de coliques étaient fortes. A l'ouverture du cadavre on ne trouva aucun dérangement dans le système intestinal; l'estomac était fort sain; il y avait une grande quantité de matières stercorales moulées, arrondies et fort dures, qui remplissaient presque tout le canal intestinal.

Je puis à ces deux cas, en joindre un troisième, qui y a quelques rapports; une jeune femme vint à l'hôpital clinique il y a deux mois, disant avoir une maladie de matrice; après l'examen fait, je trouvai cet organe sain; elle se plaignait de douleurs vives dans le bas ventre et d'une constipation opiniâtre; elle attribuait cette constipation, à des hémorrhoïdes internes. Soupçonnant que je pouvais bien avoir affaire à une colique stercorale, j'introduisis le doigt dans le rectum, tant pour reconnaître les prétendues hémorrhoïdes internes, que pour m'assurer si je ne rencontrerais pas des obstacles aux déjections; je sentis effectivement beaucoup de matières stercorales très-dures, qui bouchaient entièrement le rectum; les ayant fait sortir avec douleur au moyen d'une spatule graissée, la malade éprouva beaucoup de soulagement; des lavemens pur-

gatifs, et des purgatifs intérieurs firent sortir
le reste des *ciballa* ; et la malade est actuellement guérie de ce qu'elle croyait être une maladie de matrice ; ce qui n'était probablement dû
qu'à la compression de ce viscère , par le rectum dilaté par des excrémens d'une consistance
pierreuse : elle n'avait aucune espèce d'hémor-
rhoïde, mais seulement le pourtour de l'anus un
peu échauffé, par les efforts multipliés qu'elle avait
faits pour aller à la garde-robe.

Dans la colique stercorale il paraît qu'il y a
une sorte de paralysie de l'intestin ; la douleur
vient de la dureté des matières. Cette maladie se
rapproche fort de la colique des peintres en plusieurs points ; mais le pouls n'est pas dur et lent,
il est souvent serré , fréquent ; les douleurs sont
sur-tout vives vers l'anus ; les malades ne sont
d'aucune profession où l'on emploie des préparations de plomb. Il paraît qu'elle céderait à des
purgatifs , mais il faut préalablement déboucher,
en quelque sorte, le rectum ; sans quoi on n'ob-
tiendra aucun succès des autres médicamens ;
au surplus cette maladie mérite encore d'être
étudiée , elle n'est jusqu'ici qu'imparfaitement
connue ; et c'est pour aider à son diagnostique,
que j'ai inséré ces observations. Est-ce qu'elle ne
serait qu'une variété de la colique métallique ?

où bien est-ce que la colique que nous appelons
métallique, serait toujours causée par un amas de
matières stercorales endurcies, à cause de leur
stagnation ? laquelle stagnation résulterait de la
paralysie des intestins, qui serait produite par
les causes ordinaires de la colique : il y a sujet
à réflexion !

La *péritonite* est l'affection abdominale dont il
est le plus essentiel de bien séparer la colique qui
nous occupe, à cause des conséquences graves
que causerait une erreur de diagnostique. La péritonite a pour symptômes une douleur générale
du ventre, ou d'une portion étendue de cette
cavité, avec ballonnement et tension ; le toucher
y est très-douloureux ; il y a des vomissemens assez fréquens ; la fièvre est très-forte ; le pouls est
petit, fréquent, concentré ; les selles sont nombreuses, très-peu abondantes, liquides, ou bien
il y a de la constipation dans quelques circonstances ; la face est dans un état de gêne particulier, qu'on a désigné sous le nom de *face grippée*, etc. Ces symptômes sont si tranchés, qu'il
semble impossible de confondre ces deux maladies ; car, dans la colique, tous sont presque opposés, puisqu'il y a absence de fièvre, rétraction
du ventre, toucher abdominal calmant les douleurs, et constipation ; il arrive pourtant qu'on

éprouve quelquefois de l'embarras pour établir un diagnostique certain, ce qui vient de ce que quelques-uns des signes de la colique ne sont pas aussi tranchés qu'ils le sont dans l'état ordinaire ; dans ces conjonctures embarassantes, on doit avoir beaucoup d'égard à la profession du malade, qui est d'un grand poids dans le parti qu'on prendra. On verra à l'article *Traitement,* livre III, la conduite à tenir dans le cas de doute.

Si, pour le médecin exact observateur et instruit, il devient quelquefois difficile de reconnaître la colique métallique, parmi des complications plus ou moins embarrassantes , que sera-ce si ceux faits pour remédier à cette maladie, n'apportent pas toute leur attention, pour en établir le diagnostique d'une manière certaine ? Il est de fait, que beaucoup de médecins méconnaissent cette maladie , même parmi ceux qui ne manquent pas d'une certaine instruction sur d'autres parties ; de combien de maux des recherches inexactes, ne peuvent-elles pas être suivies. Combien de maladies abdominales d'une durée interminable, ne sont réellement que des coliques métalliques non reconnues , ou déguisées. Je crois devoir rapporter, à ce sujet, un fait qui servira à appeler l'attention des praticiens sur cette maladie, en leur faisant voir les inconvéhiens attachés à un examen trop peu réfléchi des malades.

SEIZIÈME OBSERVATION. Madame L..., âgée d'environ trente ans, femme d'un peintre en bâti-mens, éprouvait depuis long-temps tous les symp-tômes qui caractérisent une colique métallique chronique, jointe à quelques symptômes nerveux; la colique méconnue et non traitée, avait altéré beaucoup la santé de la malade qui était très-amai-grie et qui passait les jours dans des douleurs et des souffrances continuelles. En vain consulta-t-elle plusieurs des médecins les plus célèbres de la capitale; tous ne voulaient voir que des symp-tômes nerveux, et tous ordonnaient les bains, l'opium, les antispasmodiques, qui ne la soula-geaient en rien, ou qui ne procuraient que de légères rémissions; il y avait des temps où lassée de tant de médicamens inutiles, elle cessait tout traitement, attendant sa guérison du temps; mais les coliques qui allaient en augmentant, la fai-saient revenir à d'autres gens de l'art; enfin, des personnes qui avaient eu la colique métallique, et qui déjà lui avaient fait entendre qu'elle était attaquée de cette maladie, lui firent de nouveau la guerre, pour l'engager à revenir à cette idée, dont la malade était très-éloignée, parce que les médecins à qui elle s'était ouverte, là-dessus, l'avaient assurée positivement, que ce n'était pas cette maladie dont elle était attaquée. Madame L... n'en pouvant plus, et se croyant proche de sa fin, se traîna jusqu'à l'hôpital de la Charité, espérant que dans cet hôpital où l'on soigne tant de gens de la colique métallique, on parviendrait peut-être, à reconnaître si elle en était affectée : cette femme dont les moyens lui permettaient de se faire soigner chez elle, répugnait extrêmement à s'aller placer dans les salles ; elle m'avait été adressée à tout hasard, par quelqu'un ; je la trouvai chez moi en rentrant, à genou, le ventre appuyé sur une chaise ; à peine l'eussé-je regardée, que du fond de la chambre je reconnus à sa posture, à son teint, qu'elle avait une colique métallique ; après être entré en explication avec elle, je me confirmai dans l'idée que je venais d'en concevoir ; je la rassurai sur les craintes qu'elle avait conçues de sa santé, et lui promis que dans huit jours elle ne sentirait plus aucun mal. Je commençai de suite le traitement de la Charité, et chaque jour il y avait une amélioration sensible ; au jour dit, mais graduellement, la malade avait récupéré la santé ; pourtant elle resta faible plus d'un mois, et il fallut même soutenir partiellement le traitement, pour achever sa guérison. Je l'envoyai à la campagne, et la mis au laitage. Ainsi guérit cette malade qui depuis sept ans, souffrait des douleurs atroces, faute d'avoir trouvé un médecin qui eût reconnu sa maladie.

Il est probable que dans l'observation que je viens de rapporter, il y avait des symptômes qui simulaient fortement une maladie nerveuse, comme cela a lieu dans d'autres circonstances. Mais, je le répète, la profession du malade, doit toujours tenir éveillé sur une maladie métallique ; je terminerai ce chapitre par une autre observation, où certainement, sans être un ignorant, on aurait pu prendre la maladie pour un squirrhe du pylore.

OBSERVATION DIX-SEPTIÈME. Victor D,.., âgé de vingt-quatre ans, peintre depuis treize, d'une habitude de corps grêle, avait toujours joui d'une assez bonne santé. Depuis huit ans, il était sujet à des migraines, et vomissait tous les huit jours. Depuis trois ans, il éprouvait des coliques, et n'avait plus de migraines. Les premières duraient deux à trois jours, et laissaient ensuite un intervalle quelquefois d'un ou de deux mois. Depuis un an et demi, il en souffrait plus, et elles étaient presque continues. Elles étaient moindres le matin ; plus fortes le soir, et davantage encore dans la nuit. Quand il mangeait et qu'il éprouvait des coliques, il vomissait quelques heures après. Il était habi-

tuellement constipé et n'allait à la selle que tous
les deux ou trois jours, rendant des espèces
de crottes de brebis. Son appétit était peu considérable. Il dormait fort peu : du reste, il n'avait
pas d'autres douleurs. Depuis un mois il avait
cessé tout travail, malgré qu'il ne se fût pas
alité. Il avait usé d'antispasmodiques et d'opium,
ainsi que d'eau minérale de *Guindre*, sans que
cette dernière lui ait procuré beaucoup de soulagement. Le 15 avril 1803, il entra à la Charité,
dans l'état suivant : Bouche point amère et langue
nette ; ventre enfoncé par place, et saillant dans
d'autres ; muscles de l'abdomen se dessinant à
travers les tégumens ; pression légèrement douloureuse vers l'ombilic, et point à l'épigastre ;
borborigmes bruyans ; constipation ; pouls lent
et un peu irrégulier ; urines faciles ; sommeil vers
la fin de la nuit. Le 16, on commença le traitement de la Charité, que l'on continua les jours
suivants ; point de vomissement, une selle. Le 17,
la journée a été tranquille. Quelques coliques
vers le soir ; une selle. Le 18, il eut beaucoup de
coliques, avec des espèces de convulsions des
muscles du ventre, vomit une fois, et fit deux
selles. Le 29, borborigmes, coliques moindres,
deux selles, peu d'appétit. Le 30, point ou peu
de coliques, deux selles ; il a assez bien dormi,

La bouche est un peu amère. Le 1ᵉʳ mai, beaucoup de colique, bosselures du ventre. Le 2, une
selle; colique assez forte à onze heures du matin;
l'appétit commence à venir. Le 3, dix selles sans
coliques; il ne sent plus guère de douleurs; le
ventre revient; soif la nuit. Le 4, quelques coliques dans la journée, cinq selles; le malade
eut aussi des coliques pendant la nuit. Le 5,
coliques fort légères. Le 6, beaucoup de selles,
plus du tout de coliques. Les jours suivans, convalescence parfaite. Il sort le 9, bien guéri.

Cette observation, intéressante sous le rapport
de l'ancienneté de la maladie, fait voir que la
colique métallique peut simuler quelquefois une
lésion organique de l'estomac, comme les vomissemens, pendant un espace de temps aussi
grand, la constipation et la maigreur du sujet
auraient pu le faire croire. On fut obligé de continuer le traitement bien plus long-temps que de
coutume, à cause de la longue durée de cette
affection.

CHAPITRE VI.

Pronostic de la colique métallique.

JAMES (1) parle d'une maladie causée par la vapeur des métaux, laquelle, selon lui, est une véritable colique métallique, qui est presque toujours mortelle. Probablement il y a dans cette vapeur des exhalaisons arsénicales qui produisent cette fâcheuse affection.

Le pronostic de notre colique métallique est, en général, fort heureux. Tant que cette maladie est simple, ou qu'elle n'est accompagnée que de complications légères, on peut répondre de tous les malades qui en sont attaqués, pourvu qu'on emploie le traitement convenable; c'est-à-dire celui en usage à la Charité. Ce résultat est, pour mon compte, fourni par plus de douze années d'observations dans l'hôpital de Paris, où l'on traite le plus de ces maladies. C'est celui de tous les médecins qui ont exercé dans ce grand hôpital, qui ont publié le résultat de leurs observa-

---

(1) Dictionnaire de Médecine, tome II, page 837.

10 *

tions , et qui sont tous d'accord avec moi sur ce point.

Il n'en est pas ainsi si l'on se sert d'une méthode défavorable , et toute autre que celle de cet hôpital est dans ce cas. Ainsi nous voyons que Dehaën, qui traita dix-huit malades, en perdit trois. Mais ce médecin se servait du traitement antiphlogistique , qui est essentiellement contraire. Tous ceux qui ont été de bonne foi, ont confirmé ce que nous avançons là , et toujours ils ont vu le traitement doux et rafraîchissant être dangereux.

Lors des complications graves , la colique devient fâcheuse , et assez souvent mortelle. On peut pourtant dire que le nombre des morts ne s'élève pas au-dessus , ou très-peu, de ce qu'il serait si les maladies complicantes existaient seules ; je veux dire que de douze coliques métalliques compliquées , je suppose de fièvres malignes , ce qui est la complication la plus grave que cette maladie puisse avoir , il n'en périra pas davantage que si les douze fièvres malignes existaient isolées.

Il faut pourtant dire que l'intensité extrême de la maladie, et sur-tout la fréquence des répétitions , la rend plus grave et d'un pronostic moins heureux; mais c'est que dans ces circonstances les coliques sont rarement simples ; elles rentrent alors dans les coliques compliquées.

Le nombre de ceux qui périssent affectés de cette maladie indique donc ordinairement des coliques compliquées d'affections graves; encore, parmi eux, tous ne périssent-ils pas, et, autant que j'aie pu observer, je crois qu'il n'y en a guère que la moitié qui soient dans ce cas.

Les auteurs qui nous ont donné des tableaux de cette maladie, nous offrent les moyens d'estimer les complications graves par celui des morts, et on voit que ce nombre va à environ un trente-quatrième. M. Dubois dit que dans les douze cents que le docteur Burette ou lui ont traité à la Charité dans l'espace de vingt-trois ans, ils n'en ont perdu que vingt. Sur les mille sept cent cinquante-cinq que Gardanne a observés pendant douze ans, il en est mort soixante-quatre. On a vu plus haut que sur les cinquante-sept malades entrés à la Charité pendant l'an 1811, il en est mort cinq; mais nous avons expliqué pourquoi on en avait tant perdu, quoique cela n'aille pas à un dixième. L'un portant l'autre, le nombre des morts ne va pas à un trentième, puisque sur trois mille douze individus, nombre résultant de l'addition des trois tableaux que je viens de citer, il n'est mort que quatre-vingt-neuf malades. Mais elle peut être encore beaucoup moindre, puisque M. Doasan a cité cinquante-trois malades qu'il avait traités de cette maladie, sur quoi il n'en avait perdu qu'un.

On voit donc que peu de maladies pourraient soutenir le parallèle pour le nombre des terminaisons heureuses, avec celle-ci.

Combalusier (1) fait mention d'une colique métallique qui eut lieu à Marly, et qui fut causée pour avoir mangé du pain cuit dans un four chauffé avec du treillage vert; il ajoute que les hommes périrent, et non les femmes. Il y a sans doute quelques circonstances particulières qui rendirent la maladie plus légère chez celles-ci : car je n'ai pas remarqué que cette préférence de sexe ait ordinairement lieu.

Puisque nous parlons du nombre des malades que l'on traite de la colique, nous pouvons, en passant, estimer à peu près la quantité d'individus qui peuvent être pris de cette maladie, dans une année, à Paris. A la Charité, on en a soigné cinquante-sept dans l'année 1811 ; mettons qu'on en ait soigné le même nombre à l'Hôtel-Dieu, et autant dans tous les autres hôpitaux réunis,

_____

(1) Observations et Réflexions sur la colique de Poitou, p. 190.

comme à Saint-Antoine, à Beaujon, à Cochin et à Necker, ce qui est sûrement au-dessous de la vérité, puisque actuellement on distribue les malades à peu près suivant les quartiers où ils demeurent; cela fera, en nombre rond, cent dix. On en soigne au moins la même quantité en ville; et si j'y joins les coliques métalliques méconnues, et les récidives, cela fera de quatre à cinq cents personnes attaquées de cette maladie dans le cours d'une année. On voit qu'elle mérite certainement qu'on y fasse attention, et qu'on ne doit pas négliger d'étudier une maladie aussi douloureuse, et dont les résultats sont si fâcheux, si l'on n'y applique pas le traitement convenable.

~~~~~~

LIVRE III.

TRAITEMENT DE LA COLIQUE MÉTALLIQUE.

CHAPITRE PREMIER.

*Histoire du traitement qu'on fait subir, à la
Charité, à la colique métallique.*

Nous avons fait comprendre jusqu'ici que le
traitement qui convenait particulièrement à la
colique métallique était celui dont on se servait
à l'hôpital de la Charité : ce n'est plus une chose
douteuse pour les médecins qui en ont fait usage,
et qui ont vu avec quelle facilité il guérissait cette
maladie.

Nous avons vu, dans le livre premier, que les
anciens ont parlé de la colique causée par l'emploi des métaux, et on a pu remarquer que la
plupart recommandaient de traiter cette maladie
par les drastiques et les vomitifs. Effectivement,
l'idée d'un vice interne, ou de particules métal-

liques, comme causes de la colique, les douleurs
atroces que les malades éprouvaient et la constipation, ont dû naturellement donner l'idée
d'un traitement purgatif. Celse conseille de
faire vomir ceux qui ont avalé de la céruse;
Dioscoride, qui a donné plus de détails que Celse
sur cette colique, indique, comme moyen curatif, le vomissement et la purgation; Paul d'Æ-
gine et Ætius sont de l'avis des deux précédens.
Enfin, Avicennes conseille contre cette maladie,
qu'il décrit avec assez d'exactitude, les émétiques,
les purgatifs et les diurétiques chauds. On voit
que l'opinion des auteurs que nous venons de
citer est que les vomitifs et les purgatifs doivent
être employés contre les coliques causées par les
métaux; de là au traitement qu'on suit actuellement à Paris, il n'y avait qu'un pas à faire; mais
il fut long-temps sans l'être; puis, les anciens
médecins ne s'exprimant que d'une manière générale, et ne précisant rien; on n'y porta pas la
même attention; il paraît même qu'on l'oublia
entièrement. Cependant, les médecins instruits
qui s'étaient nourris de la lecture des maîtres de
l'art, ne purent ignorer les conseils donnés par
eux relativement au traitement de cette maladie.

L'hôpital de la Charité, fondé en 1602, par
ordre de Marie de Médicis, fut gouverné par des

religieux qu'elle amena d'Italie ; parmi leurs recettes, ils en apportèrent une qui leur servait dans
certaines maladies graves, et qu'ils nommaient
macaroni. Ce remède était composé d'une partie
de verre d'antimoine en poudre, et de deux
parties de sucre ; on le donnait à la dose d'un
scrupule, trois ou quatre jours de suite. C'était
un moyen violent dont Bordeu s'est plu à exagé-
rer les mauvais effets ; il ne faut que lire ce qu'il
en dit (1) pour s'en convaincre. On peut voir,
dans la chimie de Lémeri, commentée par Baron,
la manière de préparer ce médicament (2). Quand
on eut ensuite nommé des médecins pour traiter
les malades, l'usage les força de se servir de certaines formules usitées dans l'hôpital. Le macaroni fut conservé, d'autant qu'il faisait un bon
effet dans la colique des peintres. Ce remède fut
ensuite connu sous le nom de *mochlique* de la
Charité, épithète consacrée aux émétiques et
aux purgatifs qui agissent avec la plus grande
violence.

Ce fut là le germe du traitement que l'on suit
aujourd'hui à la Charité ; mais il n'arriva que peu
à peu à l'état où nous le voyons, et où il est fixé

_____

(1) Journal de Médecine, tome XVI, page 11.
(2) Chimie de Lémeri, commentée par Baron, pag. 297.

depuis environ cinquante ans. Le fonds consistait pourtant toujours en purgatifs et vomitifs, et ce n'était alors qu'un souvenir du traitement des anciens.

Il est difficile d'assigner précisément l'époque où il a commencé à être réduit en formules, à peu près semblables à celles de nos jours. Je crois que c'est dans la traduction de l'ouvrage d'Allen (1), publié en 1737, qu'on en trouve la première description; mais elle est très-imparfaite et fort différente de celle que l'on suit actuellement. Dubois (2), quatorze ans après, se rapprocha beaucoup plus de celui dont on se sert aujourd'hui. Dans sa réponse anonyme au traité de Tronchin (pag. 55), Bouvard donne les recettes du traitement de la Charité, qui sont encore plus conformes à celles actuelles.

On en trouve une recette complète et fort exacte publiée en 1787, dans le traité de Matière médicale, ouvrage posthume de Desbois de Rochefort (3). Cependant il a encore subi quelques variations, comme on peut le voir en comparant

___

(1) Abrégé de toute la Médecine pratique, tome III, page 70. *Paris.*

(2) *An colicis figulnis venæ sectio?* etc. 1751.

(3) Tome I, page 301.

les formules de cet auteur avec les nôtres, qui sont beaucoup plus simples, et dont l'effet est au moins aussi sûr, et que nous avons encore simplifiées avec le plus grand succès pour les malades, depuis la première édition de cet ouvrage. C'est une véritable perfection due aux progrès de la chimie et de la matière médicale. C'est ainsi qu'on a élagué quelques médicamens trop violens, comme la pulpe de coloquinte dans les lavemens, etc.

CHAPITRE II.

Formules du traitement de la Charité.

CE traitement consiste en vomitifs, purgatifs, calmans opiacés, et en sudorifiques, associés ensemble de manière que la grande action des vomitifs et purgatifs soit apaisée chaque jour par les narcotiques. Pour arriver à ce but, l'expérience a appris qu'il fallait distribuer ce traitement de la manière suivante.

Le jour que le malade arrive à l'hôpital, ou à la première visite du médecin, on donne de suite le lavement purgatif des peintres (*enema pictorum purgans.*) Il est composé ainsi qu'il suit :

℞ feuilles de séné,   ℥ iv.

Faites bouillir dans une livre d'eau.

Ajoutez à la décoction :

Sulfate de soude,	℥ iv.
Vin émétique,	℥ iv.

Dans la journée, on donne l'eau de casse avec les grains (*aqua cassiæ cum granis*) dont voici la recette :

℞ Eau de casse simple (1),	℔ ij.
Sel d'Epsum,	℥ j.
Emétique,	gr. iij.

Quelquefois on ajoute, si la maladie est forte :

Sirop de nerprun	℥ j.
Ou confection Hamech,	℥ ij.

Le soir à cinq heures, on donne un lavement dit anodin (*enema pictorum anodinum*), fait avec :

Huile de noix,	℥ vj.
Vin rouge,	℥ xij.

Et à huit, un gros et demi de thériaque, dans laquelle on incorpore ordinairement un grain et demi d'opium, ou seulement un gros de thériaque et un grain d'opium.

Le deuxième jour du traitement, on donne, le

---

(1) L'eau de casse simple se fait avec :

Casse en bâton, concassée,	℥ ij.
Eau,	℔ ij.

Faites bouillir un quart d'heure, et passez.

matin, l'eau dite bénite (*aqua benedicta*), ainsi composée.

♃ Tartre stibié , gr. vj.

Eau tiède , ℥ viij.

à prendre en deux fois à une heure de distance. Quand le malade a vomi, on lui donne, le reste du jour, la boisson suivante, qu'on appelle tisane sudorifique (*tisana sudorifera*), qui se compose ainsi :

♃. Gayac,

Squine,

Salsepareille ; àà ℥ j.

Faites bouillir pendant une heure dans eau commune. ℔ iij.

Réduisez à deux; ajoutez :

Sassafras, ℥ j.

Réglisse, ℨ iv.

Faites bouillir légèrement , et passez.

Le soir à cinq heures, le lavement anodin ; à huit heures la thériaque avec l'opium, comme le premier jour.

Le troisième jour, on donne la tisane sudorifique laxative (*tisana sudorifera laxans*), qui se compose ainsi :

♃ Tisane sudorifique simple , ℔ ij.

Séné , ℥ j.

Faites jeter quelques bouillons, et passez.

A prendre en quatre fois dans la matinée.

Dans la journée, la tisane sudorifique simple ;
le soir, à quatre heures, le lavement purgatif des
peintres ; deux heures après, le lavement anodin ;
et la thériaque avec l'opium, à huit heures.

Le quatrième jour., on donne le purgatif des
peintres (*purgans pictorum*), ainsi fait :

℞ Infusion de séné (1),   ℥ vj.

   Sel de Glaubert,   ℥ ß.

   Jalap en poudre,   ℈ j.

   Sirop de nerprun,   ℥ j.

On aide l'action du purgatif par la tisane sudorifique simple ; le soir à cinq heures, le lavement
anodin ; à huit, la thériaque et l'opium.

Le cinquième jour, la tisane sudorifique laxative ; le soir à quatre heures, le lavement purgatif ;
à six, le lavement anodin ; et à huit, la thériaque
avec l'opium.

Le sixième jour, on donne le purgatif des peintres ; la tisane sudorifique simple, le lavement
anodin, la thériaque avec l'opium, comme le
quatrième jour.

Ordinairement les malades sont guéris après
la seconde médecine. S'il est nécessaire, c'est-à-
dire si les douleurs subsistent encore, on la réi-
tère une, deux ou trois fois, en se comportant

_____

(1) Elle se fait avec 2 gros de séné, et 8 onces d'eau,
qu'on réduit à 6 par l'ébullition.

comme les quatre et sixième jours; et les jours intercalaires, comme les troisième et cinquième. La tisane ordinaire, pendant tout le traitement, est celle faite avec les quatre bois sudorifiques : il faut insister sur son usage, même plusieurs jours après que le malade est guéri.

Il y a des circonstances, rares à la vérité, où les malades ne vomissent ni n'évacuent les purgatifs administrés : on emploie alors les bols purgatifs des peintres, (*boli purgantes pictorum*).

$\cancel{2}$ Diagrède.

Résine de jalap àà	gr. x.
Gomme gutte.	gr. xij.
Confection Hamech.	5 j. ß.

Sirop de nerprun S. Q. pour faire du tout 12 bols, dont on prend une de deux en deux heures.

Enfin Desbois de Rochefort conseille, et je l'ai vu faire à la Charité, d'employer les purgatifs doux et les huileux, si rien ne procure d'évacuations, plutôt que d'accumuler drastiques sur drastiques.

Quelquefois on est obligé de revenir à plusieurs fois au vomitif, et dans quelques occasions on est obligé de doubler, de tripler même, la quantité d'émétique. Desbois de Rochefort l'a donné jusqu'à dix-huit grains en une seule fois sans accidens.

On croit généralement en ville qu'on fait à la Charité un traitement plus fort qu'ailleurs, et que cela est même nécessaire, parce que, dit-on, l'eau de cet hôpital décompose l'émétique; je répondrai que c'est une erreur : l'eau qui sert aux besoins de la maison est de l'eau de Seine, et ce n'est que quand cette eau manque, ce qui arrive quelquefois dans les plus grandes chaleurs de l'été, qu'on a recours à de l'eau de pompe, qui décompose effectivement une portion de l'émétique qu'on y met fondre, comme je m'en suis assuré par des expériences directes, dont voici le résumé.

Cent pintes de cette eau de pompe ont donné à l'analyse :

Sulfate de chaux,	℥ iv	ʒ j	gr. 36.
Muriate de chaux,	iv	»	».
Muriate de magnésie,	»	»	gr. 64.
Carbonate de chaux,	j	»	gr. 52.

TOTAL.   9 onces 3 gr. 8 gr.

Le seul sel contenu dans cette eau en état de décomposer l'émétique est le carbonate de chaux. Effectivement une dissolution de carbonate de chaux versée dans une solution d'émétique trouble celle-ci; donc il y en a une portion de décomposée; mais je répète que ce n'est que

11

dans quelques occasions rares qu'on éprouve le manque d'eau de rivière ; c'est peut-être dans une circonstance semblable que Desbois de Rochefort a été obligé de donner dix-huit grains d'émétique dans l'*eau bénite*. Au surplus, cette eau de pompe ne diminue en rien la vertu des purgatifs qu'on y met bouillir.

Aussi en ville, on est obligé d'administrer le traitement de la même manière qu'à l'hôpital, si l'on veut avoir des succès contre cette maladie ; l'émétique et les purgatifs s'y donnent à la même dose sans accidents, ce dont je me suis convaincu, par ma propre expérience, dans des occasions nombreuses.

Ce n'est pas qu'on ne puisse, dans quelques circonstances, modifier le traitement de la Charité ; mais c'est seulement eu égard à l'âge du sujet, à sa constitution et à son sexe. Chez les enfans, chez les personnes faibles, et chez les femmes on le fractionne, sur-tout pour le vomitif et le purgatif des peintres, dont on ne donne que deux tiers de dose, ou seulement une demi-dose.

Il y a quelques autres occasions qui obligent à modifier le traitement d'une autre manière ; c'est le cas où un malade ne saurait prendre tous les médicamens qui sont portés sur les différentes formules , soit qu'il les vomisse ou qu'ils lui répugnent trop. J'ai soigné, il y a six ou sept ans, un pharmacien qui fabriquait beaucoup de sel de saturne , et qui était atteint d'une colique métallique; je voulus commencer le traitement de la Charité, mais le malade vomissait les tisanes; l'émétique en lavage passait seul. Je fus donc réduit à ce seul moyen ; sa colique fut guérie en huit jours, après avoir pris environ quatre-vingts grains d'émétique, tant en boissons qu'en lavemens. On pourra se servir d'une méthode semblable en pareil cas; peut-être même pourrait-on essayer si elle ne réussirait pas dans toutes les coliques; auquel cas, on pourrait substituer ce traitement à l'autre, qui est on ne peut plus dégoûtant à prendre.

Dans quelques coliques compliquées, on est obligé d'entremêler le traitement de la colique, avec celui de la maladie complicante; dans ce cas, on doit, si la maladie qui complique est grave, la soigner principalement, puis traiter ensuite la colique ; si elle ne présente pas de crainte, on entremêle les deux traitemens; et si elle est légère on en fait abstraction, et on traite comme si la colique était simple.

Le traitement que nous venons d'indiquer agit

comme un véritable irritant du canal intestinal, et comme tel, il dévie la cause morbifique qui a sévi sur les nerfs ; voilà un langage qu'on est forcé de tenir quand on écrit sur la médecine pratique, quoique blâmé par quelques médecins. Ce ne sont pas positivement les selles, en tant qu'on en considère la quantité, qui guérissent ; ce sont les irritations multipliées du canal qu'elles supposent qui procurent effectivement la guérison.

Le traitement de la Charité a été traité de poly-pharmacie, de routine aveugle. Je n'examine pas si c'est avec raison ; mais il est bon, il est indispensable pour la guérison ; conséquemment il serait absurde de ne pas l'adopter, quelque nom qu'on veuille lui donner. On prouverait plus d'aveuglement en le rejetant, qu'on n'en suppose à ce traitement. D'ailleurs, il est le même au fond que celui des anciens, et il a toujours été adopté par tous ceux qui ont eu de fréquentes occasions de s'assurer de sa valeur. Paul d'Ægine appelait téméraire un médecin de son temps qui traitait la colique métallique avec des rafraîchissans, etc., au lieu d'employer les drastiques et les vomitifs dont il avait reconnu l'efficacité.

Régime. Pendant le traitement de la Charité, on doit observer une diète sévère dans les deux ou trois premiers jours ; on commence à donner des bouillons le quatrième ou le cinquième ; c'est sur-tout les besoins du malade et l'absence des coliques qui guident le médecin ; il faut les graduer, et particulièrement ne pas se presser de donner du vin, lorsqu'on en donnera, il faudra avoir attention qu'il soit vieux et bon ; puisque les mauvais vins sont au nombre des causes productrices de cette maladie.

Réflexions sur ce traitement. Le traitement de la Charité, que nous venons d'indiquer, est un remède assuré contre la colique métallique ; jamais il ne manque cette maladie lorsqu'il est administré convenablement. Il a guéri aussi des rétentions d'urines, des céphalées atroces, des difficultés extrêmes de respirer, des surdités, des cécités, etc., survenus à des gens exposés à l'influence du plomb. L'art de guérir possède peu de remèdes aussi certains que lui ; il est, sous ce rapport, un véritable spécifique comparable au *mercure* et au *kina*, et dans un grand nombre de circonstances il a une plus grande certitude de réussite que ces deux substances. C'est un des véritables triomphes de la médecine, un de ceux qui prouvent le plus l'utilité de cette belle science. Que n'en possédons-nous un plus grand nombre !

Les médecins peu habitués à ce traitement, quoique connaissant bien son efficacité, ont de la

peine à donner les doses prescrites des médicamens; ils hésitent souvent, et ce n'est que lorsque
l'expérience leur a prouvé non-seulement l'inno-
cuité, mais même l'assurance du remède, qu'ils
sont plus hardis à le suivre et à l'ordonner.

CHAPITRE III.

Observations qui montrent l'effet journalier du traitement de la Charité.

Nous pouvons apprécier maintenant l'effet
du traitement de la colique métallique, le comparer jour par jour avec la maladie, et les mettre en quelque sorte aux prises. Je vais rapporter
des observations sur lesquelles on pourra suivre
les médications qui ont lieu dans les différentes
périodes de son action.

OBSERVATION DIX - HUITIÈME. *Colique aiguë
simple.* Nicolas N..., âgé de vingt-cinq ans,
d'un tempérament bilieux, broyeur de couleurs
depuis dix-huit mois, avait eu la colique métallique pour la première fois, sept mois auparavant.

Le 5 juillet 1805, il ressentit les premières atteintes d'une seconde attaque. D'abord, légères coliques, perte d'appétit, insomnies, borborigmes; bientôt douleurs abdominales plus vives, vomissemens; il éprouva aussi des lassitudes douloureuses dans les bras; elles se faisaient sentir davantage la nuit. Les deux jours suivans, les symptômes allèrent en augmentant; il vint à la clinique.

Le 8, le ventre était contracté, le pouls dur et lent, la pression abdominale le soulageait peu; mais on sentait, en pressant l'épigastre, les battemens du tronc cœliaque (*eau de casse avec les grains, lavement purgatif, tisane sudorifique simple*); le malade vomit l'eau de casse mêlée de flocons verts et visqueux, et n'eut point de selles. Le lavement fit rendre des matières dures, pelotonnées, puis quelques selles liquides, qui soulagèrent.

Le 9 (*eau bénite, tisane sudorifique simple, lavement anodin, thériaque avec un grain*), vomissemens abondans de matières verdâtres, point de selles; les douleurs abdominales furent intenses.

Le 10 (*tisane sudorifique simple, tisane sudorifique laxative, lavemens purgatif et anodin, thériaque avec un grain*), le matin, il eut des coliques très-douloureuses, quatre ou cinq selles liquides dans le jour, trois pendant la nuit;

il se plaignit toujours, mais les coliques furent moins fortes.

Le 11 (*purgatif des peintres, tisane sudorifique simple, lavement anodin, thériaque avec un grain*), il fut plusieurs fois à la selle, et se trouva beaucoup soulagé ; il dormit la nuit. Sur le matin, il eut quelques épreintes, et des douleurs aux genoux et aux lombes. Appétit.

Le 12 (*tisane sudorifique laxative, tisane sudorifique simple, lavemens purgatif et anodin, thériaque avec un grain*), il n'éprouva plus de colique, fut plusieurs fois à la selle, et dormit bien le nuit.

Le 13 (*purgatif des peintres, tisane sudorifique simple, lavement anodin, thériaque avec un grain*), il eut quatre selles qui dissipèrent absolument quelques restes de coliques.

Le 14, sixième jour de la maladie (*tisane sudorifique laxative, tisane sudorifique simple, lavemens purgatif et anodin, thériaque avec un grain*), se trouvant tout-à-fait guéri, il résolut de sortir, ce qu'il fit le lendemain.

OBSERVATION DIX-NEUVIÈME. *Colique aiguë, simple.* Jacques Laurent D..., d'une constitution robuste, âgé de trente-huit ans, travaillait depuis dix ans à des ouvrages de cuivre. A dater de cette époque, il éprouvait des maux de tête fré-

quens et violens , auxquels il n'opposait aucun
remède , et des coliques passagères accompagnées
de constipation. Il y a cinq ans qu'un apothicaire
lui fit passer ces dernières avec une potion *purgative*. Depuis huit jours, la céphalalgie et les coliques étaient augmentées d'intensité , et devenues
permanentes , ainsi que la constipation. Entré à la
Charité le 20 décembre 1803, il présenta à l'observation une céphalalgie violente , sur-tout
vers l'occiput ; la bouche amère ; la langue jaunâtre ; il y avait nausées , anorexie ; la respiration
était gênée par la violence des douleurs ; le pouls
régulier, un peu dur , un peu rare ; les coliques
vives , diminuaient par la pression , et remon-
taient vers l'épigastre ; la constipation durait depuis huit jours ; les urines étaient épaisses et en
petite quantité; il y avait des lassitudes dans les
membres. Le 21 , on commença le traitement (*eau
de casse avec les grains , tisane sudorifique , lavement purgatif, thériaque avec un grain*); le malade vomit les premiers verres de son eau de casse ;
les trois autres augmentèrent les coliques et procurèrent trois selles : la nuit , les coliques et la céphalalgie furent moindres, les urines furent un peu
abondantes et moins épaisses. Le 22 (*tisane sudorifique laxative, tisane sudorifique simple, lavemens
purgatif et anodin, thériaque avec un grain*), les co-

liques et la céphalalgie revinrent avec la même intensité que la veille ; le soir, elles diminuèrent beaucoup ; il n'y eut point de selles ; les urines furent
abondantes. Le 23 (*eau bénite , tisane sudori-*
fique, lavement anodin , thériaque avec un grain),
il y eut beaucoup d'évacuations produites, et peu
de vomissemens ; les douleurs diminuèrent. Le 24
(*médicamens comme le* 22), le mieux fut très-mar-
qué. Le 25, *le purgatif des peintres* termina presque
la maladie. Le malade sortit très-bien guéri le 29.

Les deux observations suivantes sont des exemples du traitement de la colique entremêlé avec
un autre approprié à la maladie complicante.

OBSERVATION VINGTIÈME. *Colique métallique,*
avec paralysie des extenseurs des mains, convul-
sions comme épileptiques et symptômes ataxiques.
Jacques B . . . ., plombier , âgé de 40 ans, d'un
tempérament bilieux, d'une figure blême, avait déjà
eu quatre fois la colique des peintres. L'invasion
de celle-ci , cinquième, remontait à quatre jours.
Entré à la Charité au mois de janvier 1803, il
était dans l'état suivant : ventre souple, douloureux sur-tout à l'épigastre, la douleur augmentant beaucoup par la pression ; pas de selles, ex-
cepté par les lavemens ; pouls un peu rare ; paralysie des extenseurs des mains existant depuis
deux ans, mais bien plus notable depuis quelques

jours. Le 14, on commença le traitement (*eau de casse avec les grains, tisane sudorifique, lavement anodin, thériaque, deux soupes, trois bouillons*). Le 15 (*eau bénite, tisane sudorifique, lavement anodin, thériaque avec un grain, deux soupes, trois bouillons*); coliques très-vives; quatre à cinq attaques, dans la journée, d'un état convulsif caractérisé par crampes et pertes de connaissance pendant une demi-heure ou une heure, sans la moindre écume à la bouche. Le 16 (*infusion de tilleul, potion antispasmodique, cinq bouillons*), nouvelle attaque le matin; dans la journée, agitations et mouvemens des bras, pouls très-petit et fréquent, peu de douleurs de ventre; le soir, douleurs vives dans l'abdomen, au voisinage des reins et aux cuisses; agitation, pouls petit, inégal et fréquent; air égaré. Le 17 (*même prescription*), air plus calme, douleurs légères au ventre, vives aux cuisses; agitation; pouls tendu, concentré, fréquent. Le 18 (*idem*), toujours air égaré et délire par intervalle; du reste, mêmes symptômes que le 16. Le 19, délire la nuit. Le 20, même état. Le 21, moins de délire, presque pas de perte de connaissance. Le 22, même état. Le 23 (*jusqu'à ce jour, même prescription que le* 16), le malade recouvre la connaissance. Les jours suivans, retour à l'état de santé qui lui était ordinaire avant son entrée à l'hôpital ; c'est-à-dire, qu'il sortit guéri de ses coliques, mais non totalement de sa paralysie. Il s'en alla le 3 février.

OBSERVATION (1) VINGT-UNIÈME. *Colique métallique, avec quelques symptômes ataxiques.* Joseph G...., peintre, âgé de 25 ans, d'un tempérament lymphatico-sanguin, n'avait jamais eu de colique métallique. Malade depuis quatre jours, il éprouvait des douleurs vives dans l'abdomen, cessant par intervalle, soulagées par la pression ; cette cavité, quoiqu'un peu enfoncée transversalement, était assez souple ; il y avait constipation légère, pouls lent. Entré le 10 janvier 1804 à l'hôpital, il était dans l'état ci-dessus ; le 11, on commença le traitement de la Charité. Le 12 (*eau bénite, tisane sudorifique, les deux lavemens, thériaque avec un grain*). Son état fut à peu près le même ; il fut très-fatigué dans la journée, et il eut des apparences de délire pendant la nuit. Le 13 (*tisane sudorifique-laxative, les deux lavemens, thériaque avec un grain, deux soupes, purgatif des peintres demain*), un peu de délire ; langue sèche au milieu, blanche sur les bords ; voix extrêmement faible et lamentable. Le soir, délire léger, songes affreux faits à haute

_____

(1) Communiquée par M. Bayle, médecin expectant de la Charité.

voix; pouls presque naturel. Le 14 (*petit lait miellé avec les tamarins, limonade végétale avec un quart de vin blanc, bols de camphre et de nitre*), point de délire le matin, parole moins faible, face toujours vermeille, mais conservant un air d'abattement et de langueur; le soir, le mieux est encore plus prononcé. Le 15 (*prescription idem*), parole naturelle, appétit, point de mal-aise; il se lève pendant une bonne partie de la journée; le soir, douleur au-dessous de l'orbite jusqu'à la joue. Le 16, on reprend le traitement de la colique de plomb, malgré qu'il n'existe plus de douleurs dans l'abdomen. Le 18, il fut pris du catarrhe pulmonaire épidémique qui régnait alors; il suivit sa marche ordinaire, et fut à peu près terminé le 27 janvier, jour de la sortie de ce malade.

CHAPITRE IV.

Application du traitement de la colique métallique, à quelques maladies nerveuses et autres.

Il y a des maladies qui présentent tant de difficultés à guérir, que les médecins ont essayé une multitude de traitemens pour tâcher d'arriver à ce but; le plus souvent cet empirisme est sans succès ; mais quelquefois, aussi, il offre des exemples de réussite.

L'énergie du traitement de la colique métallique, a fait penser qu'on pourrait, dans les cas où la sensibilité nerveuse est émoussée, ou bien lorsqu'on a besoin d'une méthode perturbatrice, vigoureuse, l'employer avec succès.

C'est d'après cette idée qu'on a essayé ce traitement dans la *paralysie* ordinaire : je l'ai vu employer plusieurs fois, mais avec assez peu de succès ; il est vrai que cela est, je crois, plutôt l'effet de la maladie que des remèdes, parce qu'elle est rarement curable.

L'*apoplexie*, qui est souvent le précurseur de la paralysie, n'a pas non plus cédé, comme on pense bien, au traitement de la colique métallique.

Dans les *maladies nerveuses*, il y a eu un peu plus de succès. Nous l'avons employé, à la clinique, sur un enfant qui restait dans une espèce d'*extase*, et dont la maladie n'avait cédé à aucun des traitemens usités jusque-là ; celui de la colique diminua assez sensiblement la fréquence et la longueur des accès, mais ne les guérit pas radicalement.

Nous l'avons fréquemment essayé dans le même lieu sur *l'hystérie* ; plusieurs jeunes filles, attaquées de cette maladie, ont été soumises à son usage ; quelques-unes ont été bien soulagées, ont paru même guéries ; d'autres n'en ont retiré presqu'aucun bénéfice.

L'épilepsie a été également soumise à l'effet du traitement de la colique des peintres, après avoir reconnu l'inutilité d'une multitude d'autres : nous n'avons jamais eu un succès complet ; quelquefois du soulagement ; l'éloignement et la diminution des accès, rien de plus.

Enfin, une dernière maladie sur laquelle nous avons tenté la méthode curative de la colique, c'est dans le *tœnia* ; et c'est avec une sorte de succès ; je citerai, entr'autres, une jeune fille de 22 ans, très-forte, qui rendit par ce traitement une multitude de bouts de tœnia ; elle sortit de la clinique, paraissant guérie de cette maladie fâcheuse.

Ces maladies sont les seules sur lesquelles le traitement de la Charité ait été administré ; mais il y en a beaucoup d'autres où l'on pourrait faire les mêmes tentatives ; telles sont, suivant moi, les hydropisies en général, et particulièrement l'ascite ; on pourrait encore l'essayer dans la manie, etc.

M. le docteur Bayle, médecin de l'hôpital de la Charité, a fait également des essais sur

l'application du même traitement sur les maladies nerveuses , et avec un succès assez marqué.

Il résulte de ces aperçus , que cette application peut être d'une grande ressource pour la
médecine ; ce qui a été fait jusqu'ici, n'est à
proprement parler , qu'un essai ; il faut continuer
les recherches sur ce point, et on pourra arriver
à des données plus certaines. J'engage donc les
médecins , à me seconder dans ce travail , à répéter les tentatives déjà faites et à en publier
les résultats pour le bien commun de la science.

Lorsqu'on jugera à propos de se servir du traitement de la colique métallique , on l'administrera
de la même façon que dans cette maladie ; en
suivant jour par jour les remèdes indiqués , et
cela pendant un certain temps , comme dix jours
ou douze jours ; puis on s'arrêtera pour laisser
reposer le malade ; on reprendra encore le traitement pour un pareil temps ; après quoi on
observera le même repos ; et ainsi de suite à
trois ou quatre reprises, jusqu'à ce qu'on obtienne
la guérison de la maladie, si elle en est susceptible,
ou le soulagement qu'on pouvait espérer d'obtenir, ou enfin qu'il soit prouvé qu'on n'en reti-
rera aucun bénéfice.

CHAPITRE V.

Du traitement antiphlogistique.

LE traitement de la Charité, que nous venons de voir si assuré pour la guérison de la colique métallique, n'en a pas moins été déprécié par quelques médecins qui ont écrit contre, comme s'il était possible de se refuser à l'évidence de sa supériorité, sur toute autre espèce de moyen curatif. C'est sans doute la force de ce traitement qui a fait répugner à quelques autres praticiens, même célèbres, de s'en servir; ils ont craint que des médicamens aussi actifs, n'augmentassent encore les douleurs violentes que ces malades éprouvent, et cette première idée n'est pas sans un air de vérité; mais l'expérience, contre laquelle tous les raisonnemens doivent échouer, aurait dû leur apprendre que leurs craintes étaient mal fondées, et que c'était à tort qu'ils avaient des terreurs pareilles.

Sans doute ceux qui ont écrit sur la colique métallique, avant qu'on ait imprimé quelque chose sur le traitement de la Charité, ne sont

12

point coupables d'avoir préconisé le traitement antiphlogistique, quoique pourtant la lecture des anciens aurait dû leur apprendre que ce traitement n'était pas celui qui leur avait réussi ; ils ne sont point fautifs puisqu'ils ignoraient ce genre de traitement, qui n'est pas celui qui, il faut l'avouer, se présente le premier à la pensée. Tous ceux de bonne foi ont dû revenir sur ces idées, et leurs insuccès surtout les auront éclairés autant que les avis des partisans du traitement de la Charité.

Mais que dire de ceux qui, par esprit de système, et ayant une pleine connaissance du traitement au moyen duquel on triomphe si facilement de la colique métallique, n'ont écrit que pour le combattre, et qui ne pouvant nier son excellence, ont dit qu'il ne guérissait qu'en apparence, et que les malades étaient sujets à de fréquentes rechutes, ce qui n'est pas plus exact que de nier son efficacité.

Et cependant cela est tellement loin de la vérité, que tous les médecins de la Charité se sont aperçus au contraire que la colique est infiniment plus difficile à guérir, lorsqu'on a commencé son traitement par les adoucissans, au lieu de passer de suite à la méthode purgative.

Quelques gens de l'art, comme Henckel, obéissant à un premier aperçu, avaient déjà donné

des remèdes adoucissans contre cette maladie ;
lorsque *Dehaën ,* dans une brochure imprimée
à La Haye en 1745 (1) , se fit le défenseur de la
méthode antiphlogistique ; et prétendit que ce
traitement était le seul convenable. A la première
publication il pouvait ne pas connaître la méthode de la Charité ; mais il l'a connue en 1751 ,
époque où Dubois publia sa thèse sur cette colique ; il la combattit même dans le 6ᵉ volume de
son *Ratio medendi,* où il dit, en parlant de la méthode susdite : *Methodus ergò pro vomitoriâ
curandi infelix potest ; potest multos levare ,
at verò à relapsu non preservare.* Les prétendues
rechutes dont Dehaën parle, n'ont point lieu ,
comme je suis à même de m'en apercevoir', depuis le temps que j'étudie cette maladie sous
toutes ses faces : quant au soulagement qu'il
veut bien que cette méthode procure aux personnes affectées, ce sont réellement de très-bonnes
guérisons ; et si ces malades ne reprenaient pas
leur travail , ils ne se ressentiraient jamais de
cette maladie.

Hoffman , Astruc, Tronchin et Tissot ont aussi
préconisé la méthode antiphlogistique , et disent
en avoir obtenu du succès ; c'est-à-dire qu'avec

_____

(1) *De colicâ pictorum , dissertatio.*

12 *

beaucoup de temps , et en variant à l'infini les médicamens , ils ont pu procurer quelques soulagemens momentanées : il y a mieux , c'est que ce n'est que lorsqu'ils ont mêlé des purgatifs à leur traitement, qu'ils ont obtenu quelque réussite. De tous ceux qui ont écrit en faveur de la méthode antiphlogistique , Bordeu est celui qui a le plus insisté sur la préférence qu'on doit lui accorder. Son plus fort argument est que la maladie étant inflammatoire , elle doit être traitée comme telle. Il se fonde aussi sur les douleurs qu'éprouvent certains malades , et sur l'anxiété qu'ils ressentent lors des redoublemens. Il apportait encore pour preuve , l'inspection des cadavres qui lui avaient montré , disait-il , des intestins phlogosés , gangrenés , etc. Nous prouverons ailleurs (liv. IV) , que cette maladie n'est nullement inflammatoire. Je ne sais si Bordeu a été fort heureux dans sa pratique , en traitant la colique métallique à sa manière , ce dont je doute beaucoup , par comparaison avec celle de ceux qui ont voulu en employer une semblable. Cet auteur, qui divise la colique en trois périodes, ordonnait dans la première et une partie de la seconde les antiphlogistiques ; dans l'autre portion de la seconde et dans la troisième , il ne nie pas que quelquefois les drastiques ne puis-

sent être utiles. A l'entendre ainsi, on se dis-
puterait plus sur les mots que sur les choses.

Tronchin a aussi conseillé le traitement émollient. Il suffit de voir la critique qu'en a faite
Bouvart en 1758, pour voir l'abus de sa méthode. M. *Vandermonde* l'a critiquée aussi, dans
le Journal de médecine de la même année (1).
Tous deux en font une satyre amère. *Bouvart*
va jusqu'à dire, qu'à peine cet auteur a vu des
malades atteints de ce mal.

La méthode, dite *antiphlogistique*, consiste
dans l'emploi de la saignée, du petit-lait, de l'eau
miellée, des purgatifs doux, comme casse, manne,
etc., d'infusion de camomille, etc., des huileux,
et sur-tout d'opium. On commence par la saignée;
on donne les boissons émollientes pendant plusieurs jours, ainsi que l'opium; puis on finit par
les minoratifs, et quelques boissons toniques comme la camomille, etc. Voilà un traitement qui paraît certainement très-méthodique, et auquel il ne
manque, pour être adopté, que le don de guérir.

Parmi ces moyens il en est un dont on fait un
bon usage dans la curation de cette maladie,
c'est l'opium; mais il n'est bien placé que comme
on le fait dans le traitement de la Charité, c'est-

---

(1) Journal de Médecine, pag. 99, tome VIII.

à-dire, mêlé avec les drastiques, dont il suspend ou du moins adoucit l'effet pendant la nuit.

La saignée est de tous les moyens qui composent la méthode antiphlogistique, celui qui a excité le plus de discussion. Tous ceux qui voient dans la colique métallique une maladie inflammatoire, l'ont jugée indispensable, et en ont fait une condition essentielle. Tous ceux qui ont des idées vraies sur cette affection, l'ont rejetée avec raison : ce n'est tout au plus que chez des jeunes gens très-sanguins, où les signes de pléthore seraient manifestes, qu'on pourrait y avoir recours ; mais je préviens que ces cas sont très-rares ; je ne les ai jamais rencontrés, et je ne me rappelle pas qu'aucun des médecins de la Charité en ait cité d'exemple.

Voilà en théorie ce que c'est que la méthode antiphlogistique ; mais en lisant les auteurs qui ont écrit dessus, on voit qu'ils n'en sont pas toujours scrupuleux observateurs, et qu'ils se rapprochent plus ou moins du traitement dit *de la Charité*, en employant des purgatifs, plus doux à la vérité, mais souvent répétés. De sorte que la méthode adoucissante ou catholique (*methodus catholica*, comme dit Dehaën), n'est réellement que la méthode de la Charité, rendue moins énergique.

Voici quelques observations qui montrent l'inefficacité de la méthode antiphlogistique.

Dehaën cite neuf malades qu'il a traités suivant cette méthode ; il en a perdu trois. Il convient que les autres n'ont été guéris qu'après beaucoup de temps.

OBSERVATION VINGT - DEUXIÈME. Charles-Etienne G...., lapidaire, âgé de 56 ans, travaillant depuis 45 ans à cet état, n'avait jamais été pris de cette maladie, ce qu'il attribuait à sa grande propreté ; il y a cinq mois qu'il commença à ressentir des coliques ; elles furent d'abord de peu de durée, ensuite continuelles : son ventre se constipa ; il ressentit des douleurs dans les membres ; depuis six semaines il vomissait des matières vertes et amères, d'une odeur fétide, deux ou trois fois la semaine ; depuis quinze jours il avait cessé tout travail.

Cet homme avait été émétisé deux mois avant, et en ressentait du soulagement ; depuis il fit un usage journalier de pastilles d'ipécacuanha.

Il se présenta, le 8 avril 1804, à l'hôpital de la Charité, dans l'état ci-dessus mentionné, sans fièvre, et ayant le ventre très - peu rétracté. Des circonstances particulières n'ayant pas permis qu'il fût examiné exactement, on crut qu'il n'avait que des coliques bilieuses. On lui prescrivit le petit lait édulcoré, une tisane de réglisse et un lavement.

Ce malade n'éprouva point de soulagement ; il se plaignait d'avoir un *gateau* sur l'estomac, et ne rendit que son lavement. Le peu d'excré-mens qu'il rendait était comme des crottes de brebis. On continua ces moyens pendant cinq jours : le malade, lassé de n'éprouver aucun sou-lagement, sortit de l'hôpital, non guéri.

C....., peintre, âgé de trente ans, éprouvait depuis douze jours les symptômes avant-coureurs de la colique métallique : ce fut au bout de ce temps qu'il appela du secours. On commença par mettre la méthode antiphlogistique en usage ; mais l'état du malade ne s'améliora pas. On en vint à tenter la méthode purgative, dont le ma-lade se trouva mieux : on voulut entremêler ces deux traitemens ; toutes les fois qu'on donnait les adoucissans, le malade allait plus mal, et évidem-ment mieux quand il prenait les purgatifs. Il fut guéri en dix-sept jours (1).

On administra à un plombier (2) attaqué de la colique métallique, le tartre stibié ; il procura un

---

(1) Rapporté par M. Nicolàis-du-Saulsai , médecin à Fougères. (Journal de Médecine, année 1764, pag. 24.)

(2) Gardane, Essai sur la colique métallique.

peu de fièvre : on crut avoir besoin de recourir
aux calmans, aux adoucissans, aux antispasmodiques ; le mal empira le même soir, et fit des
progrès chaque jour : le malade mourut au bout
de quelques jours.

Un plombier avait déjà été attaqué trois fois de la
colique métallique, et guéri de chacune à la Charité.
Pris d'une quatrième, il voulut s'en faire traiter
chez lui. Le médecin à qui il s'adressa, partisan
sans doute du traitement doux, le fit saigner sept
fois et prendre force adoucissans. L'insuffisance
de ces moyens lui ayant fait ouvrir les yeux, il
voulut recourir à celui de la Charité ; mais le
malade mourut en arrivant dans cet hôpital,
d'une hémorragie nasale (1).

Concluons donc, puisque l'expérience nous y
force, que la méthode antiphlogistique n'est
point convenable pour le traitement de la colique
des peintres ; qu'elle ne saurait soutenir aucune
espèce de parallèle avec le traitement de la Charité, sous ce rapport. Nul doute qu'elle serait
préférable, si elle lui était seulement égale pour la
sureté de la guérison, à cause de son moindre
désagrément au goût ; et je suis de l'avis de
Dehaën, lorsqu'il s'écrie, en parlant de cette

_____

(1) Gardane, *op. cit.*

méthode : *si certa esse probetur, ob lenitatem
præferenda erit.* Plus de trente mille personnes,
qui ont été guéries dans Paris, depuis cinquante
ans, par le traitement de la Charité, parlent assez
en sa faveur. Toutes bénissent des procédés qui
leur ont ôté en si peu de temps, les souffrances
cruelles qu'elles éprouvaient. Terminons ce chapitre par dire que, si la méthode de la Charité a compté parmi ses fauteurs, des médecins d'une grande
réputation, l'autre en réunit encore davantage ;
et si l'on remarque d'un côté Henckel, Dehaën,
Tronchin, Hoffman, Astruc, Tissot, etc., on
voit de l'autre, Boërhaave, Sennert, Baglivi,
Dubois, Stockhusen, Wilson, Doasan, Combalusier, Bouvart, Glatigni, Stoll, Desbois de Rochefort, Lalouette, Chirac, Gardane, Corvisart,
Leroux, etc.

CHAPITRE VI.

*Des autres modes de traitemens indiqués contre
la colique métallique.*

JE n'ai pas l'intention d'entrer dans un examen
approfondi de tous les médicamens qui ont été
conseillés contre la maladie qui fait l'objet de ce

traité ; cet examen de pure curiosité nous menerait beaucoup trop loin. Il y en a qui sont si peu usités, qu'on n'est pas même très-assuré de leur propriété effective, encore moins de leur utilité contre la colique métallique. Je ne ferai donc qu'une sorte d'énumération de ces moyens.

L'*opium* est le médicament qui est préconisé contre cette maladie, par la grande majorité des auteurs ; tous s'accordent sur ce point, partisans de la méthode forte ou de la méthode douce. Luzuriaga veut qu'on en donne un grain, de trois heures en trois heures. M. Bourdois, médecin des enfans de France (1), en a donné trente-six grains en trois jours ; Adair (2), en donne un grain toutes les heures ; Burger (3) ne traitait les coliques légères qu'avec ce médicament. Stoll (4) veut qu'on le mêle avec l'extrait de *jusquiame ;* il dit qu'il faut donner l'opium jusqu'à ce que le pouls s'assouplisse : le bon effet de l'extrait de jus-quiame, dans cette maladie a été éprouvé par M. le docteur Payen, mon ami. Wolff (5) veut qu'on le donne à grande dose ; Hillary prétend,

_____

(1) Recueil périodique de la Société de Médecine, t. II, n°. 11, et IV, n°. 15.

(2) In Memoirs of the med., etc., 11, n°. 21.

(3) In horn N. archiv. 11 B, 342.

(4) Prælect., p. 218.

(5) In formey, ephemeridan, von Berlin.

qu'on l'associe aux aromatiques ; Romans (1) établit qu'il faut l'administrer non-seulement intérieurement, mais encore en lavement, et en topique.

L'huile a été fort employée par les partisans de la méthode antiphlogistique ; ils la recommandent particulièrement dans les lavemens. Grashuis, Bang, Moseley, Fischer, etc. la conseillent dans cette maladie. *L'huile de ricin* a été recommandée, en pareil cas, par Odier, Romans, Eyerel, etc. Odier rapporte un cas de colique métallique, chez un peintre vernisseur, guéri par l'administration de douze onces d'huile de ricin (2).

Le *bain* a été quelquefois employé ; les partisans de la méthode adoucissante, auraient dû, ce me semble, en préconiser davantage l'usage. Strak (3) le recommande chaud. Baker le conseille froid.

Les *vésicatoires* ont été conseillés, dans la colique métallique, appliqués aux cuisses ou sur le ventre. Ce sont les auteurs qui attribuaient cette maladie à des humeurs mal jugées, à des restes de fièvre, etc., qui les ont préconisés ; tels sont Tronchin, Grashuis, Hunter, etc.

----

(1) Natura History of Florida.

(2) Journal de Médecine, tome XLIX, p. 337.

(3) *De colicá pictorum.*

M. le professeur Dupytren a guéri sur un peintre, par un large vésicatoire, une dispnée qu'il attribuait aux effets du plomb. Il propose ce remède comme spécifique dans toutes les coliques métalliques, et recommande fortement de faire des expériences sur l'efficacité de ce moyen, dont il ne paraît douter nullement.

Le *mercure* est accusé d'être une des causes de la colique métallique ; il n'en a pas moins été proposé pour sa guérison. Clark (1) veut qu'on le donne jusqu'à faire saliver les gens attaqués de cette maladie. Gardane (2) le conseillait coulant, dans la supposition apparemment qu'il emporterait avec lui les molécules mercurielles qu'il supposait répandues dans les intestins. La plupart de ceux qui le préconisent, veulent qu'on emploie le mercure doux ; Berger (3), le mélange avec l'opium ; le *Journal général de médecine, chirurgie et pharmacie*, de janvier 1808, donne, d'après la Gazette de Saltzbourg, une notice de cinquante personnes traitées de la colique métallique, avec succès, par une mixtion de mercure et d'opium ; Hunter, (4) le mélange avec la rhubarbe.

---

(1) *In medic. comment.*, von edinb. 11, dec. 4, p. 102.
(2) Gazette de santé, 1773, p. 61.
(3) In horn. N. archiv. 11 B, p. 344.
(4) Observat. on the diseases of the army, etc.

Lalouette a prouvé la possibilité de fondre des morceaux de plomb par le moyen du mercure coulant. Cependant il ne conseille point ce métal dans la colique métallique, sur laquelle pourtant il a écrit (1).

Je comprends bien qu'à toute force on puisse prescrire le *vitriol blanc* dans la colique qui nous occupe, à l'exemple de Moseley ; mais, ce que j'ai peine à me persuader, c'est qu'on croie que celui de *cuivre* ou *vitriol bleu* puisse ne pas être plus propre à la causer qu'à la guérir. Chalmers n'a pourtant pas hésité à l'indiquer pour le traitement de cette maladie. On se rappellera ici que le cuivre est une des causes les plus ordinaires de cette affection.

Le *soufre* a été conseillé par Luzuriaga, Garnett et Hahnemann.

Le foie de soufre a été employé, par Lalouette, dans la colique métallique, avec beaucoup d'avantage. Une eau dans laquelle une certaine quantité de cette substance serait dissoute, qui imiterait alors jusqu'à un certain point les eaux minérales de Barèges, Bonnes, etc., pourrait être utile à la suite du traitement ordinaire de la colique des peintres. On pourrait aussi l'em-

(1) Lalouette, Traité des Scrofules, tom. II, page 183.

ployer dans la paralysie ; qui vient à la suite de cette maladie négligée ou maltraitée, comme nous le dirons au chapitre suivant.

Reide a employé des sels amers à petites doses répétées. Nous observerons que Henckel dit positivement de ne pas faire usage des sels d'Epsum et de Sedlitz dans cette maladie.

L'*alun*, comme sel à base terreuse stiptique, est plutôt capable de causer la colique que de la guérir. Plusieurs auteurs s'en sont pourtant servis pour son traitement; ce sont des médecins allemands pour la plupart. Je citerai seulement Grashuis, Adair, Lindt, Michaelis, etc.

Lentin (1) et Weber ont cru que les *alkalis* pourraient être utiles dans cette maladie. Ce dernier emploie de préférence la soude mêlée avec la rhubarbe.

Monro et Baker préconisent les *acides* ; le premier indique l'acide tartareux.

Le *camphre* est indiqué par Stoll, qui entremêlait dans le traitement de cette maladie les antispasmodiques aux purgatifs.

Hillary administrait le *musc* lorsque cette colique se compliquait d'un état convulsif.

L'*oxygène* a été proposé, étant respiré, contre la colique métallique, par Withering.

_____

(1) Memorab., p. 117.

La *camomille* a été recommandée par Stoll, comme tisane très-efficace.

L'extrait de *coloquinte*, par son activité, mériterait peut-être d'être plus en usage, selon le vœu de Volff. La pulpe de coloquinte entrait autrefois dans les lavemens du traitement de la Charité.

Le *baume du Pérou*, si analogue à la térébenthine, dont l'essence est une des causes de la colique, est indiqué par Hillary, comme moyen susceptible de la guérir.

Les graines du *hura crepitans* L. ont été prescrites par Stéphens (1).

Il est dit, dans les Mémoires de la société médicale de Londres (2), que le suc et la décoction du *xanthoxilum* sont bons pour la colique métallique, et agissent dans cette maladie à la manière des narcotiques.

Pétrus de Apono (3) recommande la graine de *thitimale* contre ceux qui ont pris de la litharge.

La plupart de ces moyens curatifs, que nous sommes loin d'approuver, ont été suggérés à leurs auteurs d'après les idées qu'ils se formaient de la colique métallique. Nous ne pouvons avoir sur leur compte aucune opinion motivée, n'en

---

(1) *In med. comment.*

(2) Vol. 5 année, 1800.

(3) *De venenis eorumque remediis.*

ayant employé aucun, à l'exception de l'opium, dont l'usage est si utile, étant associé aux éva- cuans drastiques, comme on le fait dans la mé- thode de la Charité. Nous n'en pouvons raisonner que d'après le bon sens médical, et trouver mau- vais ce qui est susceptible de nuire. C'est ainsi que nous ne saurions approuver comme médicament ce qui peut être cause occasionnelle de la maladie.

Au surplus, dans notre opinion, tout examen relatif à ces traitemens divers devient presque inutile; puisque nous sommes possesseurs d'une méthode sûre, facile, et assez peu dispendieuse.

CHAPITRE VII.

Du traitement des terminaisons de la colique métallique.

Les deux terminaisons de la colique, qui exi- gent que nous nous en occupions ici, sont la ca- chexie et la paralysie, que nous avons dit suc- céder à cette maladie mal traitée ou non traitée.

Traitement de la cachexie métallique.

On doit commencer, si la chose est possible

13

par faire quitter aux malades l'état qui les a amenés
dans une situation si fâcheuse ; cela sera d'autant
plus facile que, sans doute, la plupart seront hors
d'état de travailler davantage. Il faut encore tâcher de leur faire changer d'air, au moins de
local, parce qu'on n'ignore pas qu'il reste toujours, dans les ateliers, une atmosphère particulière, lors même qu'on n'y travaille plus depuis
quelque temps.

Si la cachexie était commençante, que le malade ne fût pas trop affaibli, qu'il ressentît encore
quelques douleurs sourdes, soit dans le ventre, soit dans les membres, on pourrait tenter
le traitement de la colique, dût-on même le
mitiger et l'adoucir. Si, au contraire, la cachexie
est ancienne et le sujet très-faible, on doit faire
abstraction de la cause occasionnelle, et la traiter
comme si elle était produite par une maladie ordinaire.

On cherchera à réconforter les malades par
de bons alimens, un vin généreux et l'usage
des toniques, comme le kina à petite dose, les
teintures aromatiques, les esprits liquoreux, etc.
On soutient ces moyens de tous ceux que l'hy-
giène enseigne. On parvient ainsi quelquefois à
rendre supportable la santé de gens auparavant
près de tomber dans le marasme, et de périr.

Traitement de la paralysie métallique.

Presque tous les médecins qui ont écrit sur la colique métallique, et sur la colique végétale, ont parlé du traitement que l'on peut faire subir à cette paralysie.

On doit distinguer, pour le traitement, la paralysie qui est commençante, de celle qui est ancienne.

La première laisse encore quelque espoir de pouvoir céder au traitement de la colique métallique ; on l'administre à plusieurs reprises, et j'ai été témoin qu'il avait quelquefois réussi à faire dissiper presqu'entièrement cette fâcheuse terminaison. Stoll dit que, lorsque les malades ne recouvrent pas l'usage de leurs membres dans les trois premiers jours du traitement de la colique, ils le recouvrent difficilement après, et en beaucoup de temps. Je trouve ce terme trop court : il eût, ce me semble, été mieux de dire, que si après avoir fait le traitement complet, ce qui demande huit jours, le malade ne retrouvait pas l'usage de ses membres, il était à craindre qu'il ne le récupérât jamais, ou du moins difficilement.

Si cette première tentative est sans succès, il faut considérer la paralysie comme étant an-

13 *

cienne. Dans cette dernière, l'opinion de quelques médecins est toujours que l'on tente le traitement de la colique métallique, quelque peu d'espoir de succès qu'il y ait ; c'est aussi mon avis, puisqu'il ne peut y avoir le moindre inconvénient à cela ; et que d'ailleurs ce traitement se trouve dans les indications générales.

On commence alors, dans le cas d'insuccès, le traitement par les sudorifiques et les frictions ; les premiers sont faits de boissons des quatre bois, ou de décoction de bardane, de fleurs de sureau, de feuilles de mélisse, etc. On ajoute dans ces tisanes de l'alkali volatil, par goutte, de l'esprit de mendérérus, etc. Les frictions sont faites d'alkali volatil et d'huile d'amandes douces, ou de celle-ci avec la teinture de cantharides. Stockhusen veut qu'on en pratique sur l'épine dorsale. En un mot, on traite cette paralysie comme toutes les autres. Il ne faut pas se lasser d'insister sur les médicamens qu'on croira utiles, parce qu'en général la maladie est longue et guérit lentement.

Astruc conseille la saignée dans cette paralysie, dans le dessein de dégager le cerveau, comme dans certaines paralysies apoplectiques. Bordeu renchérit encore sur cette opinion ; mais en se souvenant du système favori de ces deux auteurs, on sera moins étonné de leur conseil, et on s'en méfiera.

Il est un autre moyen qui a été indiqué et employé contre la paralysie en général, et en particulier contre celle causée par le plomb; je veux parler de l'électricité. Dehaën (1) est, je crois, le premier qui l'ait employée conjointement avec les remèdes indiqués.

Voici ce que dit, à ce sujet, Vantroostwyk (2): « Quelle qu'en soit l'origine, l'électricité possède certainement le pouvoir de guérir cette paralysie, soit dans le cas où elle aurait eu lieu par une espèce de métastase, causée par la force dispulsive, répulsive et diaphorétique, par laquelle la matière morbifique se détache et est portée hors du corps, soit qu'elle ait lieu par l'affection du grand sympathique, par l'irritation qu'elle cause sur une partie fort éloignée du nerf affecté, mais qui cependant affecte toujours ce nerf jusqu'à son origine, et qui peut, par conséquent, rétablir l'énergie qui s'y trouvait. »

Les physiciens qui se sont occupés des applications de la physique à la médecine, ont tous

(1) *Ratio medendi*, tom. I, chap. 28.
(2) *Op. cit.*, page 226.

vanté ce moyen. Jallabert (1), Bonnefoi (2)
chirurgien à Lyon, Louis (3), Mauduit, Sigault-
de-Lafond (4), l'ont employé avec succès. Ce
dernier rapporte vingt-trois cas de paralysie,
guéris par l'électricité, dont plusieurs étaient
causés par le plomb. Il est certain que ce moyen,
quoi qu'en ait dit Franklin (5), est quelquefois
très-heureux et presque toujours efficace. Bonnefoi a remarqué que, dans les paralysies accompagnées de perte de sentiment, l'électricité rend
toujours le sentiment, mais pas toujours le mouvement. On peut voir dans les différens auteurs
que j'ai cités, des observations de guérison; la
plus singulière est celle d'un homme de soixante
ans, qui fut attaqué d'une paralysie complète des
membres supérieurs, et dont parle Vantroostwyk. En voici un précis.

Un particulier fut pris de la colique métallique :
après avoir fait usage de *médicamens* pendant

---

(1) Expériences sur l'électricité. Genève, 1747.

(2) Application de l'électricité à l'art de guérir , 1782.

(3) Mémoire sur l'électricité. 1749.

(4) De l'électricité médicale.

(5) Lettres sur l'électricité. Ce savant assure n'avoir pu
guérir aucune paralysie. Il paraît que cela tenait à sa manière de fournir l'électricité.

six mois, les coliques diminuèrent, à la vérité,
mais il survint une paralysie des bras. On l'élec-
trisa, et on lui fit prendre à l'intérieur la teinture
de rhubarbe pour tarir le peu de douleurs qui
lui restaient. Après sept séances, le mouvement
revint aux doigts; après cent vingt, il pouvait
porter un verre à la bouche; il fut guéri après
deux cent seize : il recevait à chaque, entre huit
cents et mille petites secousses. « C'est, ajoute
» l'auteur, un modèle de persévérance dont on
» trouvera peu d'exemples. » On pourrait ajouter aussi, que peu de physiciens eussent eu la patience de pousser l'expérience jusqu'à sa fin.

Plusieurs médecins français ont adopté le procédé de Dehaën. Sauvages (1) et Gardane (2)
l'ont employé tous les deux; et ils rapportent des
observations où ce moyen leur a réussi. Quand
on se décide à se servir de l'électricité, ce doit
être d'une manière à ne point trop fatiguer le
malade, et il faut en continuer l'exercice long-
temps : on choisira entre le bain, la pointe,
l'étincelle et les commotions. Généralement les
moyens faibles conviennent mieux, soit au malade, soit à la maladie. Je ne dois pas céler, en

_____

(1) Nosol. méth., classe vi, ordre iii.
(2) Essai sur l'électricité.

finissant cet article, que l'électricité a été quelquefois plus nuisible qu'utile. Dans les deux dernières observations de traitement de la paralysie
par l'électricité, que rapporte Sigault-de-Lafond,
les malades ont plutôt empiré que guéri ; et plusieurs autres observations consignées dans les auteurs, viennent à l'appui de celles-ci.

Parlerai-je de l'emploi du galvanisme dans la
paralysie métallique ? Outre qu'il a été encore
fort peu tenté, les essais qu'on en a faits n'ont
point été heureux. L'état d'un peintre paraly-
tique qu'on soumit, à la Charité, à son influence, fut plutôt aggravé qu'adouci. Je ne
veux pas cependant dire que toujours il doit
opérer ainsi ; c'est à l'expérience et à l'observation ultérieures à nous éclairer sur l'usage qu'on
pourrait en faire.

Enfin, un dernier moyen qu'on a employé
contre la paralysie métallique, c'est l'usage des
eaux minérales sulfureuses. M. Bonté les a fortement conseillées pour celle qui survient à la
suite de la colique végétale : les eaux ther-
males, selon lui, valent mieux. Il cite la guérison de plusieurs personnes qui avaient fait usage
de celles de Bagnolles, près d'Argentan. Quelques auteurs parlent encore de l'avantage qu'on
retirerait des eaux minérales ferrugineuses ; mais

les premières sont incomparablement les meil-
leures. Voici ce que m'a communiqué à ce sujet
mon ami, M. le docteur Aguiard, médecin es-
pagnol : « Un grand nombre de peintres employés dans les arsenaux du port de Ferrol, en
Espagne, sont journellement atteints de la colique de plomb; quelquefois cette maladie est suivie de paralysie et autres symptômes nerveux,
le plus souvent des mains et des bras. Conduits
à l'hôpital militaire, on leur faisait jadis le traitement antiphlogistique, et presque toujours in-
fructueusement. Dans l'année 1793, M. Bous-
quet, médecin en chef de l'armée espagnole,
engagea les médecins de l'hôpital à faire trans-
porter tous les malades atteints de paralysie
provenant de la colique, à un village voisin,
dans lequel il y avait des sources d'eaux sulfureuses, dans l'intention de leur faire respirer
l'air de la campagne, plutôt que de les obliger
à se baigner. Le désir de trouver quelque soulagement, engagea ces paralytiques à faire usage
de ces eaux, non-seulement en s'y baignant,
mais même en en buvant : le succès fut si heureux,
qu'aujourd'hui on les y envoie dans le début
de la maladie, sans presque ordonner aucun médicament. »

On voit, d'après cette réussite, que, dans tous

les lieux voisins des sources sulfureuses, on ne doit pas négliger d'en faire usage. Les riches pourront y aller exprès, et choisiront parmi celles de Barrège, des Eaux-bonnes, d'Aix-la-Chapelle, de Cauterets, etc., selon qu'ils en seront plus ou moins près. Si c'était à Paris, et que leurs occupations ne leur permissent pas de déplacement, ils pourraient prendre et boire des eaux sulfureuses factices de Tivoli. Les pauvres pourraient boire aussi des eaux sulfureuses factices; ou même si leurs moyens ne leur permettaient pas d'acquérir ces dernières, on pourrait leur en préparer chez les pharmaciens, au plus bas prix, en faisant dissoudre une certaine quantité de foie de soufre dans de l'eau. Quelques grains suffisent pour une pinte.

CHAPITRE VIII.

Traitement préservatif de la colique métallique.

Si un bon traitement est essentiel pour la guérison de la maladie, il n'est pas moins utile de savoir s'en garantir. Nous n'avons, malheureusement, pour lutter contre la colique métal-

lique , que des précautions à indiquer : nous
nous flattons pourtant que si elles étaient suivies,
on verrait le nombre en diminuer. Voici celles
qui nous ont paru les plus essentielles.

La propreté est la principale , et celle qui est
peut-être la moins suivie. Il est vrai que la plupart des professions relatives aux métaux sont
sales de leur essence ; mais les ouvriers semblent
renchérir encore sur cette malpropreté. Il est
d'observation que les ouvriers malpropres sont
plus fréquemment attaqués de la colique métallique que ceux qui ne le sont pas. J'ai appris d'un
potier de terre , qu'il avait contracté la colique
peu de temps après avoir commencé cet état , et
étant fort sale : il fut ensuite trente ans sans s'en
ressentir , pour avoir pris des précautions de propreté pendant tout ce temps.

Il convient donc que les ouvriers se lavent
tous les jours le visage , avant de partir à leur ouvrage , et qu'ils se rincent la bouche et les narines.
Ils doivent manger avant de travailler. Il est bien
reconnu qu'alors le système absorbant ayant
plus d'énergie , se laisse moins pénétrer par des
miasmes étrangers. On leur a conseillé de s'oin-
dre les mains et le visage avec des corps gras.
Dehaën voulait qu'ils mangeassent du lard. Il dit
que dans une mine où les ouvriers étaient fré-

quemment attaqués de la colique des fonderies, ils en étaient délivrés depuis treize ans, en se nourrissant de lard, qui forme, suivant lui, un enduit gras sur l'estomac et les intestins, qui les empêche d'être attaqués par les molécules du plomb. Je crois que les frictions huileuses qui ont été conseillées par quelques-uns, sont plus nuisibles qu'utiles, puisqu'elles favorisent l'agglutination des corpuscules métalliques.

Dans la journée, les ouvriers doivent se laver les mains soigneusement avant de manger, et ne pas prendre leurs repas dans leurs ateliers.

Les alimens doivent être sains ; le vin, surtout, doit être potable ; mais la fortune de la plupart des ouvriers ne leur permettant pas de s'en procurer d'autre que de cabaret, lequel est le plus souvent aigre, acerbe, et par conséquent capable de causer lui-même la colique, lors même qu'il ne serait pas frelaté, il vaudrait mieux qu'ils bussent de la bière, qui est une boisson extrêmement saine et au moins aussi fortifiante que le mauvais vin qu'ils ont.

Pendant leur travail, les ouvriers doivent s'arranger de manière, s'il est possible, à être le plus loin qu'ils pourront des poussières ou des émanations métalliques ; ils doivent, pour cela, chercher à établir un courant d'air dans l'atelier, et se mettre au-dessus du vent ; ils doivent travailler les fenêtres ouvertes, tant que la saison le permet. J'ai préservé des marchands sujets à la colique métallique, en leur faisant faire, dans leur boutique, un retranchement vitré, où ils restent toute la journée, et où ils ne sont plus exposés à de si fortes émanations métalliques.

Il y a des précautions particulières à prendre suivant la nature des travaux auxquels les ouvriers se livrent. Henckel recommande aux fondeurs d'avoir des fourneaux bien aérés, avec des cheminées qui tirent bien ; de ne point dormir dans l'endroit où l'on fond, et de ne point trop parler. Les pileurs peuvent mettre des peaux pour entourer leur mortier, lorsqu'ils réduisent en poudre des substances nuisibles ; ils auront même des masques de verre, dont ils se couvriront le visage si ces substances sont des poisons violens.

Les vêtemens des ouvriers doivent être changés de temps en temps ; il faut, pour bien faire, qu'ils en aient deux, dont l'un sera aéré pendant que l'autre servira. Georges Baker a vu une récidive de cette maladie causée pour avoir remis un habit encore imprégné de vapeurs saturnines. Ils doivent plutôt être vêtus d'habillemens de toile, ou d'étoffes d'un tissu serré, que de

grosses laines, qui s'imbibe bien plus facilement
des miasmes ambians. Ils doivent changer de
linge tous les trois à quatre jours, au plus tard
tous les huit jours.

Les jours de repos, les ouvriers doivent en
profiter pour se nettoyer à fond, prendre un bain
de rivière dans la saison convenable, et un
chaud, de temps en temps, l'hiver, si leur fortune le leur permet; se peigner, car les cheveux
sont susceptibles de s'imprégner des vapeurs
métalliques, comme on le voit chez les ouvriers
en cuivre, qui ont quelquefois des cheveux
verdâtres. Ils doivent se les laver, si la saison y
est propice; ils doivent aller, ces jours-là, prendre le grand air.

J'ai vu des ouvriers sur le point d'être pris
de la colique, dont ils ressentaient déjà les premières atteintes, en être débarrassés pour avoir
été passer quelques jours à la campagne.

Quoique nous ne conseillons aucun médicament
comme préservatif, il est certains moyens dont
on peut faire usage lors de quelques symptômes
légers. Les ouvriers doivent avoir toujours le ventre libre; pour cela, ils peuvent boire du lait de
temps en temps le matin, ou des boissons émollientes, comme celles de graine de lin, de mau-
ve, etc.; ils doivent prendre des lavemens sim-

ples, faits avec la décoction de graines de lin, de poireaux, de distance en distance, sur-tout dans le cas de constipation, ou de purgatifs, si la constipation était opiniâtre.

Quelques auteurs ont indiqué des moyens qu'ils croient propres à éloigner la colique métallique. Henckel et Hoffman conseillent aux ouvriers de boire de l'eau-de-vie, qui dulcifie, disent-ils, les sels âcres par sa partie huileuse, et l'usage de la pipe. En Angleterre, cette dernière coutume est suivie par tous les ouvriers susceptibles d'être atteints de colique métallique.

Ces précautions sont faciles à exécuter, et il n'en est aucune assez dispendieuse pour empê-cher les ouvriers de pouvoir les prendre ; mais leur insouciance s'opposera encore long-temps à ce que le plus grand nombre s'y assujettisse. Aussi, après avoir essuyé plusieurs coliques, la plupart quittent un métier où l'on est sujet à de si rudes épreuves, et d'autres périssent épuisés par la succession des maladies, ou la gravité de celles qu'ils ont négligées.

LIVRE IV.

NATURE DE LA COLIQUE MÉTALLIQUE.

CHAPITRE PREMIER.

Ouvertures des cadavres.

Il n'est plus permis, dans l'état actuel de la science, lorsqu'on traite d'une maladie, de ne pas chercher à s'assurer, par l'ouverture des cadavres, des traces qu'elle laisse dans les organes des malades qui y ont succombé. L'anatomie pathologique, aujourd'hui généralement cultivée, fait faire des progrès réels à la médecine ; et nous faisons sagement, je crois, de n'avoir plus, comme nos pères, ce respect stérile pour les morts, qui allait jusqu'à nous empêcher de nous éclairer sur les altérations intérieures, par l'inspection des parties malades. Le médecin assez instruit pour profiter de l'étude de l'anatomie pathologique, avouera qu'il n'a jamais fait une seule ouverture de cadavre sans avoir appris quelque chose qu'il ne savait pas auparavant.

Cette inspection devient absolument néces-saire lorsque l'on a à prononcer sur la nature intime d'une maladie ; on ne peut même dire qu'on sait complétement l'histoire de cette mala-die , si l'on ignore comment se comportent, après la mort, les organes qui en étaient le siége. Il y a telle affection dont les symptômes très-gra-ves , très-évidens pendant la vie , ne laissent aucune trace après que les sujets ont succombé ; telles sont la plupart des fièvres essentielles : d'autres qui ont des symptômes peu prononcés en apparence , laissent après elles des impressions étendues de leur ravage , comme il arrive à la suite de certaines maladies du foie, de la rate , etc. Donc l'ouverture seule peut nous mettre à même de prononcer régulièrement sur les altérations causées par ces maladies.

Jusqu'ici tout ce qu'on avait, sous le rap-port des ouvertures , sur la maladie qui nous occupe , était peu de chose ; souvent même il y avait contradiction entre les auteurs, qui vou-laient faire concorder les ouvertures des cada-vres avec le système qu'ils avaient adopté sur cette maladie : il a donc fallu chercher de bonne foi, et dans la nature seule , quelles étaient

14

ces altérations. Pour mettre nos lecteurs à même
de juger avec connaissance de cause, nous rap-
porterons les observations des malades qui ont
succombé ; on pourra ainsi comparer la marche
de la maladie, et ses résultats.

Disons d'abord ce qu'on trouve dans les auteurs, sur ces ouvertures de cadavres.

Henckel dit que cette colique cause une inflammation des intestins, et leur gangrène ; mais
il avoue plus bas n'avoir jamais ouvert de cadavres de gens morts de cette maladie ; de sorte
que cette assertion étant dénuée de preuves,
et en contradiction avec l'expérience, doit être
rejetée comme erronée. Certes, si un malade
eût dû avoir les entrailles gangrenées à la suite
de cette colique, c'eût été le peintre dont parle
Fernel (1), qui souffrit pendant trois ans des
douleurs inouies, et qui mourut dans le marasme. A l'ouverture de son corps, on ne trouva
rien dans l'abdomen qui pût expliquer ses souffrances. Il paraît que c'est d'après la violence des
douleurs abdominales, que Henckel aura cru à la
gangrène des intestins : il est également présuma-
ble que c'est là la cause de la préférence qu'il
accordait au traitement antiphlogistique.

_____

(1) *De Luis venereœ*, cap. 7.

Sénac a ouvert cinquante personnes mortes de cette colique, et n'a observé aucune altération dans les organes. Chez un seul il remarqua que la partie concave du foie, et les parties environnantes étaient teintes par une bile très-verte.

C'est Tronchin qui cite ce fait (1), que Sénac lui a communiqué dans une lettre écrite en 1750. J'ai lieu de croire qu'il y a erreur : car si Sénac a ouvert cinquante cadavres de gens morts de la colique, il faut qu'il en ait traité au moins quinze cents, ce qui n'est guère admissible chez un médecin comme Sénac, plus occupé à la cour que chez les ouvriers, et ce qui supposerait, pour un médecin non attaché à la Charité, plus de soixante ans de pratique.

Astruc, qui plaçait le siége de la colique métallique dans la moëlle de l'épine, dit avoir trouvé des engorgemens de cette partie du corps : c'est un fait que je n'ai pu vérifier, mais dont je doute beaucoup. La moëlle épinière est une des portions du système nerveux la moins susceptible de s'altérer. Je ne connais guère que le *spina-bifida* où elle soit lésée.

Dehaën, qui a ouvert plusieurs individus qui

_____

(1) *De Colicâ Pictonum*, page 106.

avaient péri de la colique métallique , insiste minutieusement et longuement sur quelques légers détails d'altérations pathologiques ; mais ses ouvertures portent les caractères de l'authenticité : il a vu chez tous une constriction du colon ; chez beaucoup, du cœcum ; chez un seul, il y avait dilatation et étranglement considérables alternatifs du rectum ; il a reconnu dans quelques cadavres des cellules retenant les matières, et leur imprimant la forme de crottes de brebis, des *scybala ;* le même auteur a quelquefois trouvé l'iléon et le duodenum altérés.

Bordeu (1), dont le système favori faisait de la colique métallique, une maladie inflammatoire, a trouvé, dit-il, des traces d'inflammation dans les intestins ; il les a vus rongés, livides, gonflés, meurtris , gangrenés, troués , et souvent les vaisseaux sanguins fort gorgés.

J'ai vérifié ces ouvertures de cadavres, qui sont toutes sans l'histoire de la maladie qui a amené la mort : j'ai reconnu qu'aucune de ces ouvertures n'avait eu lieu chez des gens affectés de colique métallique, à l'exception peut-être de la première ; chez les autres ce sont des péripneumonies, des péritonites, etc., etc., qui

---

(1) Journal de Médecine, tome XVI , page 210.

ont fait périr ces malades. Ce qui a trompé
Bordeu, c'est que ces gens étaient tous d'une
profession où l'on emploie le plomb, ou ses préparations ; mais ces individus sont sujets aux
maladies comme les autres personnes, et ce n'est
que le très-petit nombre qui succombe à la colique métallique. Voilà la source de toutes les
erreurs de Bordeu, et sur quoi il a fondé un
système erroné, qui a causé beaucoup de mal.

Voilà certes de grandes contradictions entre
les deux seuls auteurs qui aient laissé des autop-
sies sur cette maladie ; il était donc indispensable
de vérifier, sans prévention, ce qu'il en était.

OBSERVATION VINGT-TROISIÈME. *Colique dans
un état avancé.* Edme V...., potier de terre, âgé
de trente-neuf ans, avait eu la colique métallique,
et en avait été traité à la Charité en septem-
bre 1802. Le mois suivant il en fut de nouveau
repris. Le 24 octobre on l'apporta à la Charité,
vers les quatre heures du soir. Il ne pouvait pro-
férer une seule parole : sa femme nous dit que,
depuis plusieurs jours, il avait été atteint d'une
colique très-violente. L'état de faiblesse de ce
malade était si grand, qu'il mourut le même soir
vers les dix heures, sans éprouver de convulsions.

Ouverture. Le corps était robuste, gras, bien

musclé , la langue assez belle ; le thorax réson-
nait bien par-tout ; l'abdomen n'était ni plus rétracté ni plus tendu que dans l'état naturel.

Le cerveau était parfaitement sain ; ses circon-
volutions étaient tout-à-fait aplaties , malgré qu'il
n'y eût pas la moindre quantité de liquide dans
ses ventricules : le cœur était dans l'état naturel,
ainsi que les poumons dont le droit adhérait légèrement avec la portion postérieure de la plèvre
costale ; le foie était en bon état ; la rate de même,
si ce n'est qu'elle offrait une concrétion cartilagineuse , formant une plaque d'environ un pouce
de large sur sa face convexe ; l'estomac était sain
ainsi que les intestins qui ne contenaient pas de
vers , peu de gaz , et presque point de substance
alimentaire : tout le colon était diminué de calibre ; mais, en y faisant passer de l'air, il repre-
nait son volume : les muscles pectoraux étaient
très-rouges ; les côtes n'étaient point fragiles.

OBSERVATION VINGT - QUATRIÈME. *Colique
avec convulsions épileptiques.* Jean-Baptiste C.....,
peintre en bâtiment, âgé de quarante-huit ans,
d'un tempérament bilieux, d'une forte constitution, était malade depuis huit jours : le huitième,
il avait eu des convulsions très - fortes dans la
journée. On l'amena à la Charité le soir, 9 novembre 1812, dans l'état suivant : délire ; pouls

plein, dur, pas trop fréquent ; convulsions comme épileptiques, fréquemment répétées dans la nuit ; abdomen insensible à la plus forte pression.

Le 18, même état : les convulsions épileptiques furent très-fréquentes. (*Potion antispasmodique, vin émétique, tisane sudorifique.*)

Le 19, il y eut des grincemens de dents répétés : le pouls était élevé, dur, vif et fréquent ; il n'avait plus de connaissance : il eut plusieurs évacuations alvines abondantes, par les prescriptions suivantes : (*Potion antispasmodique ; vin émétique, demi-once ; les lavemens purgatif et anodin.*)

Le 20, il mourut à cinq heures du soir, avec les mêmes phénomènes.

Ouverture. Embonpoint remarquable ; les muscles offrant encore un état de contraction extrêmement violent ; face exprimant toujours la douleur.

Le cerveau était assez consistant ; les deux ventricules latéraux contenaient à peu près six gros de sérosité dans chaque. Dans la poitrine, le cœur était en bon état ; les poumons adhéraient à la plèvre ; le droit était un peu rouge, gorgé de sang, et légèrement *hépatisé* dans sa partie antérieure ; le gauche sain et bien crépitant : le foie était sain, ainsi que la rate, qui offrait, à sa sur-

face convexe, une plaque cartilagineuse de deux
à trois lignes de longueur, sur une demie de
largeur. Tous les intestins étaient fort sains,
ayant leur calibre naturel, hormis le colon descendant, qui était rétréci de manière à y introduire
difficilement le petit doigt : les organes urinaires
et réproducteurs, furent trouvés en bon état;
les muscles étaient bien colorés.

OBSERVATION VINGT-CINQUIÈME. *Colique métallique, avec fièvre ataxique.* François P.....,
peintre en bâtiment, âgé de soixante ans, d'un
tempérament bilieux, était malade depuis huit
jours. Reçu à la Charité le 9 janvier 1803, il
présenta à l'observation :

De la constipation ; des douleurs vives dans le
ventre et les reins, qui disparaissaient par intervalles : un pouls grand, un peu dur, plutôt rare
que fréquent, le ventre insensible à la pression,
même pendant la plus forte douleur. (*Eau de
casse avec les grains, tisane sudorifique, les
deux lavemens, thériaque avec un grain, deux
soupes, trois bouillons.*)

Le 10, délire vif, qui obligea de l'attacher;
agitation forte ; loquacité délirante; mouvemens
rapides des yeux, de la tête et des membres.
(*Eau bénite, tisane sudorifique, lavement anodin, thériaque avec un grain.*)

Le 11, même état. (*Purgatif des peintres , ti-sane sudorifique , thériaque avec un grain.*)

Le 12, *idem*. Interrogé, il dit se porter fort bien, et ne plus éprouver les coliques qu'il avait quelques jours auparavant.

Le 13, toujours délire vif; mouvemens très-prompts et irréguliers ; langue nette; trémousse-ment ; agitation.

Le 14, absolument même état : langue nette ; tête et col toujours tendus en arrière ; mouve-mens des paupières toujours rapides. Ces symp-tômes persistèrent jusqu'au 17. Alors, retour de la connaissance : le malade parut n'avoir été qu'indisposé ; la santé sembla se rétablir de plus en plus, à l'exception d'un peu de toux. Pen-dant le restant du mois, la convalescence fut par-faite. Le malade avait appétit ; toutes les fonc-tions étaient en bon état. On prescrivait l'*infu-sion de bourrache* et la *demie* (1). Le 2 février, des symptômes de fièvre adynamique se manifes-tèrent : les traits de la face s'affaissèrent : l'appétit disparut, la langue se couvrit d'un enduit noi-râtre, les forces diminuèrent. (*Petit lait avec les*

_____

(1) La portion alimentaire de la Charité, pour les mala-des, est composée d'une livre et demie de pain, douze onces de viande, et un demi-setier de vin.

tamarins, infusion de chicorée et de bourrache,
cinq bouillons.) On ajouta, le 10, (*la limonade*
végétale, les bols de camphre et de nitre, deux
soupes, trois bouillons.)

Le 11, les symptômes d'adynamie étaient encore dans toute leur force : la face était pâle, décolorée, sale ; la langue couverte d'une couche
fuligineuse assez épaisse ; la maigreur notable.

Le 14, il y avait assoupissement ; le teint était
jaunâtre, la bouche entr'ouverte, la langue sèche
et fuligineuse dans son milieu, la soif grande ; la
parole difficile et brusque ; le ventre dur, un peu
balonné : les déjections alvines étaient liquides,
involontaires ; les urines rougeâtres, peu abondantes ; les mains tremblantes ; le pouls, à peine
sensible, était irrégulier, accompagné de légers
soubresauts dans les tendons : le malade avait un
sentiment de désespoir sur sa guérison. (*Infu-*
sion de bourrache avec l'oximel simple, potion
tempérante, julep.)

Le 15, même état, tremblottement.

Le 16, trémoussement universel, amaigrissement porté au dernier degré.

Le 17, symptômes adynamiques et ataxiques
réunis. Mort à neuf heures et demie du matin.

Ouverture. Tout parut sain dans le crâne ; les
poumons et le cœur l'étaient aussi ; le foie parais-

sait en bon état; la rate était petite, fort consis-
tante, plutôt rosée que brune, ayant sa membrane fort épaisse et un peu blanche; le pancréas
sain; l'estomac très-dilaté : les intestins grêles
présentaient beaucoup de vaisseaux sanguins fine-
ment injectés à leur surface interne; les gros
étaient dans leur état naturel : l'épiploon, le mésentère, et même les membres, n'offraient point
de traces de graisse; les chairs étaient d'un rouge
un peu foncé.

OBSERVATION VINGT-SIXIÈME. *Colique mé-*
tallique dans un état avancé. Jean B..., peintre
en bâtiment, âgé de quarante ans, d'un tempérament sanguin, ayant les cheveux blonds, d'une
forte constitution, jouissant d'un embonpoint
musculaire et graisseux remarquable, fut apporté à la Charité au mois d'avril 1803. Il était
sans connaissance; il avait des douleurs atroces
dans l'abdomen, qui était contracté; le pouls
était à peine sensible; de violentes convulsions
agitaient ses membres : il mourut peu d'heures
après son entrée.

Nota. Divers médecins avaient traité ce malade dans la ville; les uns soutenaient qu'il avait
la colique métallique, les autres qu'il ne l'avait
pas; chacun l'avait traité selon sa manière de
voir.

Ouverture. La langue était nette, le ventre assez replet, point rétracté; les muscles du bras gauche étaient violemment contractés.

Le cerveau était sain, ainsi que le cœur et les poumons. A l'ouverture de l'abdomen, il s'exhala une odeur vive et picotante; le foie était naturel; la rate en bon état; l'estomac sain et vide; les intestins grêles furent trouvés sains, un peu rouges cependant, et contenant quelques gaz; le colon et le rectum étaient vides et très-rétrécis, mais facile à distendre : le cœcum contenait des matières fécales, jaunes et liquides; les reins et la vessie étaient dans l'état naturel; les muscles très-rouges.

OBSERVATION VINGT-SEPTIÈME. *Colique avec paralysie et fièvre ataxique.* Adam P...., âgé de quarante-six ans, était occupé depuis vingt ans à enduire la porcelaine de blanc de plomb.

Il ressentit la première colique métallique il y a huit ou neuf ans : il en fut traité et guéri à la Charité. Cinq mois après, il en eut une autre; et depuis, tous les ans, il en a été atteint, ce qui forme en tout neuf ou dix. Celle dont il traînait les suites actuellement, datait de cinq mois; il commença à éprouver des douleurs, qui augmentèrent graduellement. Il avait remarqué, depuis six semaines, que ses bras étaient plus

pesans et plus faibles : c'est aussi depuis la même
époque que les coliques avaient diminué consi-
dérablement. Ce phénomène arriva en vingt-
quatre heures : le malade dit que, depuis ce
temps, la colique *lui était tombée dans les bras.*

Entré à la Charité le 8 mars 1803, il était
dans l'état suivant :

Air de vieillesse ; lenteur remarquable dans
les réponses ; céphalalgie légère ; frissons passa-
gers ; point de vomissemens. Il éprouvait fort
peu de colique ; le ventre était un peu déprimé :
il n'avait point de constipation ; le pouls était plutôt rare que fréquent ; les bras étaient encore un
peu mobiles ; les muscles extenseurs des mains
paralysés, ainsi que ceux des doigts. Son sommeil était assez bon ; il se promenait quelque
temps pendant le jour.

Le 9, il eut une attaque d'épilepsie (il y en
avait déjà eu une depuis son entrée à l'hospice) ; il
perdait connaissance, avait des convulsions, et
écumait un peu. La langue était jaunâtre, un
peu sèche et point amère. (*Tisane sudorifique,
lavement purgatif des peintres, et l'anodin,
thériaque.*)

Le 10, point d'attaque, même état. (*Eau de
casse avec les grains, et deux gros de sel de*

*Glaubert ; tisane sudorifique , lavement anodin ;
julep.*)

Le 11, douleurs dans les bras et les jambes.

Le 18, il avait eu un accès d'épilepsie. Jusqu'au
5 avril, ce malade s'est soutenu dans une alternative de santé et de malaise, étant en général assez
bien pour son état, mais se trouvant mieux des
jours que d'autres ; le mouvement revenait lentement ; les coliques étaient sourdes et légères. Son
traitement a consisté, pendant tout ce temps, en
tisane sudorique, rendue quelquefois laxative,
lavemens anodins , potions antispasmodiques ,
extrait de genièvre, thériaque, etc. ; il fut aussi
purgé plusieurs fois.

Le 4, stupeur ; mouvemens convulsifs sur la
face ; toux sans expectoration ; pouls faible, petit
et fréquent ; nuit pénible ; rêvasseries légères.
(*Petit lait avec les tamarins , infusion de chicorée
et de bourrache , bols de camphre et de nitre.*)

Le 5 , prostration des forces ; supination ;
soubresauts des tendons ; œil éteint, pulvéru-
lent ; peau sale, terreuse, imprégnée d'une chaleur sèche et âcre. (*Même prescription.*)

Le 6, prostration extrême ; convulsions des
muscles de la face ; soubresauts continuels des
tendons ; tremblottement universel ; presque

pas de connaissance. (*Eau de casse, du reste même prescription.*)

Le 7, même état, mais débilité encore plus grande; il mourut à trois heures du soir.

Ouverture. Maigreur notable; peau terreuse; yeux pulvérulens.

Les méninges étaient dans l'état naturel; le cerveau était fort sain ; les ventricules contenaient une petite quantité de sérosité.

Le cœur, vide de caillots de sang, était dans l'état ordinaire; les poumons, libres de toutes adhérences, étaient un peu inégaux en volume; le gauche était plus petit et sain; le droit plus volumineux, un peu ferme et gorgé d'un sang rouge-brun; sa pesanteur spécifique était plus grande que celle de l'eau, puisqu'il se précipitait au fond.

Le foie, la rate, le pancréas étaient sains; l'épiploon adhérent au péritoine près du foie; l'estomac et les intestins dans leur état naturel, n'offraient pas de taches rouges et contenaient des matières alvines, liquides, très-peu abondantes; le colon était assez étroit, mais peu difficile à dilater ; les muscles étaient d'un rouge assez foncé, légèrement poisseux; les os fragiles.

OBSERVATION VINGT-HUITIÈME (1). Un enfant âgé de treize ans, d'un tempérament lymphatico-sanguin, ayant préparé des couleurs dans lesquelles entraient des oxides de plomb, fut pris de coliques violentes, qui augmentaient par intervalles. Il y avait trois jours que ces accidens duraient, lorsqu'on l'apporta à la Charité (juin 1802). Il eut, dans la journée, plusieurs exacerbations violentes, qui furent accompagnées de convulsions générales : vers le soir il mourut dans cet état.

Ouverture. L'habitude du corps était en bon état, et annonçait la fraîcheur et la santé; seulement la face était un peu violette.

Cavité du crâne. Les méninges et la substance du cerveau ne présentaient rien de remarquable; il y avait environ plein un dé à coudre de sérosité dans les ventricules latéraux; le plexus choroïde droit contenait quelques petites vésicules de la grosseur d'un petit pois et d'une tête d'épingle; les autres cavités ne contenaient point de sérosité.

Cavité thorachique. Le poumon droit adhérait à la plèvre costale par un tissu cellulaire d'an-

_____

(1) Communiquée par M. Laennec, D. M.

cienne date et compact; du reste il était fort sain,
ainsi que le gauche et le cœur.

Cavité abdominale. Le canal intestinal était
marqué par des taches plus ou moins larges, et
d'un violet pâle : cette couleur n'existait que dans
la membrane musculeuse, quoiqu'elle fût visible
à l'extérieur, à cause de la transparence du péritoine; le conduit alimentaire ayant été ouvert
dans toute son étendue, il s'y trouva neuf vers
lombrics; il y en avait trois autres à l'ouverture
cardiaque de l'œsophage, qui le bouchaient presque entièrement, et autant dans le reste de l'œsophage, dont un était dans le pharynx; la membrane
muqueuse de ces parties était sans rougeur contre
nature, et sans épaississement, dans toute son
étendue; la rate, le foie, et les appareils urinaires et reproductifs, étaient dans l'état sain; la
bile était brunâtre et aqueuse.

Nota. Je ne sais s'il ne faudrait pas accuser autant les seize vers lombrics, de la mort de cet
enfant, que la colique métallique.

OBSERVATION VINGT-NEUVIÈME. *Colique compliquée d'état convulsif.* Un enfant de quinze
ans environ, fut apporté à la Charité au mois
de février 1798; sa profession était de mettre le
papier en couleur. Il était sans connaissance,
délirait; le pouls était très-fréquent, et le cœur

15

montrait des palpitations continuelles ; le ventre
était rétracté, et l'ombilic rentré. On commença
le traitement de la colique ; mais le malade mourut
dans la journée.

Ouverture. Le canal intestinal offrait plusieurs
rétrécissemens, et des invaginations assez considérables, au nombre de quatre. On remarqua
que c'était la partie supérieure (stomacale) qui
était reçue dans l'inférieure (rectale) ; l'estomac
ne présenta aucune altération à l'extérieur ni à
l'intérieur.

OBSERVATION TRENTIÈME. *Colique métallique
compliquée de péripneumonie et de péritonite.*
L. L. D..., âgé de trente-huit ans, tourneur en
cuivre, avait déjà eu plusieurs fois la colique métallique, dont il avait été traité et guéri à la Charité. Il se présenta de nouveau, atteint de cette
maladie, au mois de février 1804. On mit en usage
le traitement ordinaire ; mais on fut obligé de le
suspendre le cinquième jour, parce qu'il se manifesta des symptômes évidens d'hydropisie, et
quelques-uns qui indiquèrent l'inflammation du
poumon, tels que de la toux et des crachats san-
guinolens. On dirigea les moyens médicaux contre ces deux états différens ; mais ce fut sans succès : l'enflure des extrémités et celle du ventre
augmentèrent ; les urines devinrent plus rares et

plus épaisses ; l'essoufflement, la gêne de la respiration, l'expectoration souvent sanguinolente
continuèrent, et le malade mourut au quarantième jour de son entrée à l'hôpital. La constitution de ce malade avait été altérée par les coliques précédentes ; la tendance qu'il avait depuis
long-temps à l'hydropisie , dont même il avait été
légèrement atteint dans sa jeunesse , se manifesta
dans cette dernière attaque. Il est probable que
l'affection pulmonaire fut l'effet de la constitution
régnante et de la saison.

Ouverture. Le corps était dans un état de
bouffissure générale ; il y avait une teinte jaune
répandue sur toute la peau ; les muscles étaient
infiltrés.

Le crâne n'a rien présenté de remarquable.

La cavité droite de la plèvre contenait environ
deux pintes de sérosité sanguinolente ; dans la
cavité gauche, il y en avait près d'une pinte. Les
deux poumons étaient infiltrés , et gorgés d'un
mucus sanguinolent ; le lobe inférieur du poumon
droit à la partie interne, était dur et comme
hépatisé.

Le cœur et le péricarpe étaient sains.

Le péritoine contenait dix à douze pintes de
sérosité jaunâtre, dans laquelle nageaient des
flocons blanchâtres.

15 *

Les intestins grèles étaient rétrécis et comme froncés par place; on y apercevait en outre des marques non équivoques de phlogose.

Réflexions. D'après les ouvertures que nous venons de rapporter, on peut juger de la nature de la maladie : effectivement, on a pu observer que toutes les lésions se bornent à de simples rétrécissemens des gros intestins , le plus souvent du colon. Je ne parle point de l'épaississement et de la cartilaginisation de la membrane propre de la rate qu'on a observés dans deux de ces ouvertures : c'est évidemment une altération accidentelle, et qui n'a point rapport avec la maladie. Lorsqu'on trouve de l'épanchement dans le crâne, c'est une lésion dépendante de la fièvre adynamique ou ataxique, qui est venue se joindre, et non la suite de la colique métallique. Les convulsions pendant la vie, les contractions musculaires qui restent même après la mort, et la rougeur des muscles, annoncent que cette terminaison approche de celles de certaines maladies aiguës.

Je dois prévenir qu'on n'aperçoit dans le canal intestinal aucune trace de poussière, encore moins de couches métalliques, comme voudraient le faire entendre certains auteurs. Ceci s'accorde très - bien avec l'analyse chimique

que nous en avons donnée ailleurs, et avec les idées que nous avons de cette maladie.

Une autre observation, c'est que, dans cette maladie, lorsqu'elle est simple, les autres viscères sont sains, sur-tout les poumons, qui sembleraient devoir être altérés par le contact des molécules métalliques répandues dans l'atmosphère.

Il est inutile d'avertir que les contractions des intestins ne sont pas seulement produites par cette affection. J'en ai vu, un grand nombre de fois, dans les ouvertures de cadavres que j'ai faites à la Charité, sur des gens morts de tout autre maladie que de la colique métallique. Il en est de même de l'invagination, dont il est fait mention dans l'avant-dernière observation : je ne l'ai vue que cette fois dans cette maladie ; mais je l'ai observée dans beaucoup d'autres, tout-à-fait étrangères. En général, ce dérangement intestinal n'en cause aucun dans les fonctions que ce conduit exécute, et ne s'annonce par aucun symptôme particulier, de sorte que c'est toujours sans s'en douter qu'on le rencontre.

CHAPITRE II.

Ouverture des cadavres des animaux attaqués de la colique métallique.

LES animaux que l'homme s'est attachés, soit pour son utilité, soit pour son agrément, sont susceptibles d'être attaqués de quelques-unes des maladies auxquelles il est en proie. Par exemple, ils contractent la colique métallique avec une très-grande facilité, si j'en juge par les observations que j'ai eu occasion de faire à leur sujet.

Je connais un négociant qui trafique sur les métaux; toutes les fois qu'il entre dans ses magasins de la mine de plomb rouge (*minium*), ses chats meurent; après avoir langui quelque temps, ils périssent dans des convulsions très-fortes. J'ai ouvert un de ces animaux, dont les membres étaient fortement contractés; les griffes sortaient d'entre les doigts; il n'y avait de remarquable à l'intérieur, qu'une contraction un peu marquée des intestins; tous les autres organes étaient dans le meilleur état possible. Le négociant chez qui ce fait arrive de temps en temps, a remarqué que les jeunes chats sont plutôt victimes de cette vapeur minérale, que ceux qui ont acquis toute leur croissance ; que même quelques-uns des plus forts réchappent parmi ces derniers.

M. Lalouette (1) donna à des chiens des poussières métalliques ramassées dans les fours des potiers ; elles leur causèrent des vomisse-mens, des coliques, des convulsions, et quelque-fois la paralysie.

Gardane, dans une note placée à la page 108 de sa traduction de Stockhusen, parle des chiens et des chats qui habitent les imprimeries, et qui périssent victimes de la colique métallique causée, dit-il, chez ces animaux parce qu'ils boivent l'eau qui sert aux imprimeurs, à mouiller les caractères et les formes.

Ayant été appelé dans une manufacture de sel de saturne, pour soigner plusieurs ouvriers at-taqués de la colique métallique, j'appris que dix-huit chiens y étaient morts successivement pour avoir habité autour des chaudières où ce sel était en évaporation, avec des phénomènes assez singuliers. Au bout de huit à dix jours qu'ils étaient dans cette manufacture, ils devenaient mornes, perdaient l'appétit, rendaient difficile-

_____

(1) Traité des Scrofules, tome II, page 249.

ment leurs excrémens ; cet état empirait en peu
de temps ; ils pissaient des urines sanglantes ;
quelquefois ils vomissaient le sang, et leurs excrémens en étaient teints ; leur agonie était marquée par un tournoiement continuel, dans lequel
ils expiraient , ayant le ventre aplati latérale-
ment, et étant tout efflanqués. Le dix-neuvième,
pris de la même maladie, fut plus heureux. Je
conseillai de lui faire boire de l'eau fortement
émétisée, pendant quelque temps, ce qui le guérit
parfaitement. Je le revis six mois après , et,
quoique soumis aux mêmes influences, il n'avait
nullement été repris de cette maladie.

Wilson (1) parle d'un chien qui était mort de
cette maladie ; il en fit la dissection, et trouva, dit-
il , la membrane interne de l'estomac enduite en
plusieurs endroits d'une couche de poussière de
plomb, qui faisait croûte. Suivant le même ,
quelques intestins étaient enflammés, et d'autres dans une espèce de mortification : les gros
étaient, en général, rétrécis ; il y avait dedans
quelques excrémens durs et en petite quantité.
Si Wilson ne s'en est pas laissé imposer par une
fausse apparence, il est probable que ce chien

_____

(1) Maladie des ouvriers qui travaillent aux mines de
Lead-hils.

sera mort empoisonné , pour avoir avalé des oxides métalliques mêlés peut-être à ses alimens ;
ce qui me semble rendre cette idée probable
ce sont les traces d'inflammation , évidentes dans
le canal intestinal , que l'on n'observe jamais dans
la colique proprement dite.

Le même auteur assure que les bestiaux qui
paissent autour des mines de *Lead-hils* , sont fréquemment attaqués de coliques.

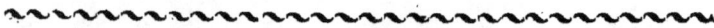

CHAPITRE III.

Quelle partie du tube intestinal est le siége de la
colique métallique ?

LES ouvertures de cadavres ne nous mon-
trant aucun organe évidemment altéré par la
colique métallique , nous sommes embarrassé
pour reconnaître le siége positif de cette maladie.
Nous sommes donc réduit à des conjectures,
puisque les données nous manquent. Il est vrai
que nous pourrions nous dispenser de nous y
livrer, rien n'étant moins nécessaire en médecine pratique, et cela pouvant être nuisible. Cependant nous ne voulons pas laisser passer un

seul point du sujet qui nous occupe, sans en dire au moins notre avis.

Avant d'aborder cette question, voyons quel siége les auteurs ont donné à cette maladie.

Tauwri (1) dit que le siége de cette maladie est dans le péritoine.

Astruc croit que cette colique a son siége dans la moelle épinière; que c'est là la cause de cette douleur vive vers les reins, dont se plaignent les malades attaqués de rachialgie.

Dubois (2) dit que le mésentère est le siége de la colique métallique : d'abord, selon lui, les particules du plomb sont entraînées dans le poumon ou dans l'estomac avec la salive; elles vont toutes de là aboutir aux glandes du mésentère par les lymphatiques, et ensuite communiquent la douleur par-tout, au moyen des nerfs qui sympathisent. Cette théorie est purement chimérique; les molécules métalliques n'existent pas toujours, et la route qu'on leur fait tenir est fort singulière : car il n'y a pas plus de raisons pour que les molécules n'aillent pas se rendre aussi bien aux glandes de l'aisselle, de l'aine, etc. qu'au mésentère.

_____

(1) Pratique des maladies aiguës, tome I, p. 246.
(2) *Non ergo colicis*, etc.

Enfin, Dehaën croit que le siége de cette colique est dans le nerf grand sympathique qui, selon
lui, est tiré, rongé, pressé par la matière morbifique. Vantroostwyk (1) est aussi de l'opinion de
Dehaën. Ce qui avait fait pencher Dehaën à
cette opinion, c'est la paralysie qui survient
quelquefois à la suite de cette maladie, et qui ne
vient, selon lui, que de la communication des
nerfs du bras avec le grand sympathique. Cette
raison tombe d'elle-même : car le grand sympathique communique davantage avec les nerfs des
cuisses et des jambes, et à peine a-t-on quelques
exemples de leurs paralysies.

Le siége de la colique est évidemment dans
l'abdomen, puisque c'est là que se passent les
phénomènes de la maladie ; il est sur-tout dans le
tube intestinal, par les mêmes raisons, et parce
que les légères altérations, et les seules qu'on
observe, se trouvent, dans cet organe ; je reconnais
donc avec le plus grand nombre des auteurs que
le siége de cette maladie est dans le tube intestinal ; mais il était essentiel de dire dans quelle
partie : car, depuis que Bichat a insisté sur la distinction des tissus, on sait, à n'en pouvoir douter, que tous sont rarement malades en même

_____

(1) De l'application de l'électricité, page 225.

temps (1). Or, les intestins sont composés d'une
tunique muqueuse intérieurement, d'une musculaire au milieu, et d'une séreuse intérieurement. Si le plomb portait son influence sur la
tunique muqueuse, il y aurait sécrétion plus
abondante du suc propre à ces membranes : ce
serait une espèce de dyssenterie ou de diarrhée ;
ce qui est loin d'avoir lieu, puisqu'il y a constipation. Ce métal porte encore bien moins son
effet sur la portion péritonéale des intestins : nous
aurions alors une espèce de péritonite, c'est-à-
dire, fièvre, tension du ventre, balonnement,
chaleur, etc.; tous phénomènes qui sont loin
d'exister, et dont, au contraire, on trouve les
opposés, comme aplatissement de l'abdomen,
insensibilité à la pression, apyrexie, etc. C'est
donc sur la membrane musculaire, que le plomb
porte son influence délétère. Le système nerveux qui se distribue à ces muscles, participe
pour beaucoup à cette affection ; peut-être, et
très-probablement, est-ce lui seul qui est primi-
tivement affecté. De là les anomalies nerveuses
qu'on observe quelquefois. Ce qui vient à l'appui de mon sentiment, que cette maladie a son
siége dans la tunique musculaire, c'est le retrait,

---

(1) Bichat, Anatom. génér., tom. I, page lxxxv.

la contriction de l'intestin qui règnent dans certaines portions, propriétés inhérentes aux muscles, et dont ne jouissent pas les autres sys-
tèmes. Je crois donc n'avoir pas besoin d'insister
sur cet objet, le regardant comme probable,
sinon comme prouvé.

CHAPITRE IV.

La colique métallique n'est point une maladie
inflammatoire.

La plupart des auteurs qui ont préconisé le
traitement antiphlogistique, l'ont fait sur la supposition que cette maladie était inflammatoire ;
ils croyaient en trouver des preuves dans les
douleurs violentes qu'éprouvent les malades,
l'état d'anxiété où on les voit quelquefois, et les
cris qu'ils jettent alors ; la constipation qui existe
ordinairement, et qui est souvent un caractère des maladies aiguës de l'abdomen, aura pu
leur en imposer aussi. Si nous ajoutons à cela le
résultat des ouvertures de Bordeu, qui avait vu
des intestins gangrenés, percés, etc., il est certain
qu'il y avait de quoi ébranler les idées de ceux

qui n'étaient pas versés dans le traitement de cette maladie, et les résultats de l'ouverture cadavérique.

Mais, aux yeux des autres, le contraire est facilement prouvé : ils voient une maladie sans fièvre, des douleurs qu'on n'augmente pas, même en comprimant le lieu où elles existent ; une maladie qui ne se guérit que par des irritans très-actifs, et qui, lorsque les malades succombent à des complications graves qui peuvent s'y joindre, ne laissent aucune rougeur, ni épaississement, ni épanchement purulent, ni même séreux, dans le lieu affecté ; une telle maladie, dis-je, ne saurait passer pour inflammatoire à leurs yeux. On pourrait ajouter, comme une autre preuve, que le traitement des maladies inflammatoires lui est fort contraire, comme on le voit dans ceux qui emploient la méthode antiphlogistique.

On pourrait objecter qu'il y a des inflammations des intestins qui ne laissent aucune rougeur, ni épaississement de leur parois. Le fait n'est pas commun ; mais je l'ai observé quelquefois : toujours, dans ce cas, il y a un épanchement séro-purulent ou purulent, ou lymphatique, dans la cavité abdominale. Il paraît qu'entre le temps de l'ouverture et celui de la mort, la phlogose et le gonflement du système capillaire qui la causait, s'est dissipé. Les fièvres essentielles aussi, ne laissent aucune trace de leur existence dans les individus qui succombent; mais ici, ce sont des maladies générales, et non pas d'un seul organe.

Restent les maladies nerveuses, qui ne laissent non plus aucun indice de leur existence après la mort des sujets; aussi, est-ce parmi elles qu'il faut ranger la colique métallique.

Depuis ma première édition, il m'est arrivé d'avoir à traiter des maladies diverses où j'ai cru reconnaître que les organes internes étaient parfois susceptibles de paralysie. Je définirais volontiers cette paralysie, la cessation des fonctions ordinaires à un organe, sans qu'on y trouve aucune trace d'altération, si ce ne sont celles résultantes de son inaction. La Société de la Faculté de Médecine de Paris a consigné, dans un de ses bulletins de 1812, une observation de paralysie des reins, qui m'est particulière. Je ne suis donc pas éloigné de penser que, dans la colique métallique, le tube intestinal est comme paralysé. Ici j'ai bien des preuves à l'appui de cette idée; d'abord la non existence des symptômes inflammatoires; le mode de traitement qui lui convient, qui est celui des paralysies en général; ce qui explique pourquoi il faut donner les émétiques et les purgatifs à plus haute dose que dans les autres espèces de coliques, où ces moyens sont nécessaires ; la terminaison naturelle de cette affection non traitée, qui est la paralysie sur d'autres régions du corps, et qui s'opère par une sorte de métastase, du système intestinal sur les bras, et cela quelquefois en peu d'heures, avec disparition de la colique ; la constipation, qui prouve bien l'inactivité du canal intestinal ; et enfin jusqu'à la cause, puisqu'on sait que les vapeurs métalliques ne produisent souvent que des rhumatismes sans coliques. On pourrait donc avancer que la colique métallique est causée par une paralysie du canal intestinal, et dès-lors une foule de phénomènes s'expliqueront avec la plus grande facilité : violence du traitement, terminaison naturelle de la maladie ; causes, phénomènes de sa marche, tout viendra de soi-même se présenter à une exacte explication.

Au surplus, tous ceux qui ont adopté pour traitement de la colique métallique, celui de la Charité, sont persuadés que cette maladie n'est point inflammatoire. Je pense qu'aux yeux de mes lecteurs, cela est tellement prouvé, que je suis presque honteux de leur répéter cette assertion ; mais plus le nombre de ceux qui ont eu une opinion contraire, est célèbre, et plus il m'a fallu prouver, avec évidence, mes assertions.

~~~~~~~~~~~~~~~~~~~~~~~~~~~

CHAPITRE V.

Classification de la colique métallique.

Tous ceux qui n'ont écrit que des généralités sur la colique métallique, n'en font qu'une espèce de colique particulière, malgré tous les caractères qui la distingue des autres maladies désignées sous le nom de coliques en général.

De ceux qui en ont parlé d'une manière spéciale, les uns n'ayant suivi aucun système nosologique, ne lui ont pas assigné de place; les autres l'ont fait. Astruc, en 1751, a formé le genre *rachialgia,* dont la colique métallique est une espèce. Sauvages, qui a conservé le genre d'Astruc, appelle la colique métallique *rachialgia metallica;* il la range dans les douleurs externes (1).

M. le professeur Pinel (2) l'a placée dans les

_____

(1) Nosol. méth., classe VII, ordre V.
(2) Nosol. philosoph., tome II, page 109, 1re. édition.

névroses (classe IV), parmi les anomalies locales
des fonctions nerveuses (ordre III) ; dans le genre
des névroses du conduit alimentaire (genre LV),
et la nomme *colique des peintres.*

Dans la seconde édition du même ouvrage, elle
est placée classe IV, ordre III, genre LVI, espèce IV.

Dans la troisième et la quatrième, elle est de
même classe IV, ordre IV, parmi les névroses de la
digestion, et forme un genre à part qui est le
XXXIVe (1). Il la nomme, dans ces deux dernières éditions, *colique de plomb.*

Ce professeur n'établit aucune différence entre
la colique métallique et la colique végétale ; il ne
nomme même pas cette dernière ; il regarde les
descriptions données par *Citois* et *Huxham*
comme appartenant à la colique métallique.

Ici se termine ce que j'avais à dire sur cette
maladie ; je crois avoir parcouru et discuté avec
attention tout ce qui la concerne. Si j'ai bien
rempli le dessein que je m'étais proposé, il ne doit
pas rester beaucoup de choses à ajouter sur cette
affection, que je n'avais fait qu'ébaucher dans
ma première édition. Tel qu'il est maintenant,
ce traité me semble susceptible de peu d'aug-

---

(1) Nosol. philosoph., tome III, p. 211. 4_e. édit.

mentation ; j'ai eu l'intention qu'il suppléât à tout
ce qui a été écrit sur cette matière, et qui est
éparpillé en plus de cent endroits; j'ai voulu
faire connaître aussi les progrès qui avaient été
faits jusqu'ici sur cette maladie, dont la nature
et le traitement me paraissent aujourd'hui aussi
bien connus qu'aucune maladie, et sur laquelle
il nous reste peu de choses à désirer.

Je vais rappeler en quelques lignes, et en forme
de propositions, le résumé de ce qu'il y a à savoir sur la colique métallique.

Aphorismes sur la colique métallique.

I.

La colique métallique est une maladie qui attaque les ouvriers qui emploient certains métaux,
sur-tout le plomb ou ses préparations, le cuivre,
et quelquefois des substances terreuses, acerbes,
odorantes, etc.

II.

Les principaux symptômes qui la caractérisent,
sont des douleurs intestinales plus ou moins vives, la rétraction de l'abdomen avec peu ou
point de sensibilité à la pression ombilicale, la
constipation et l'absence de fièvre.

16 *

III.

Par le défaut de traitement, ou par un traitement mal approprié, la colique métallique tend
à dégénérer en paralysie des extrémités supérieures, ou quelquefois en cachexie.

IV.

Cette maladie n'est nullement inflammatoire;
elle paraît plutôt être due à une sorte de paralysie intestinale.

V.

Le pronostic en est des plus heureux, quand
la maladie est simple, que les malades se font
traiter à temps, et qu'on emploie un traitement
convenable.

VI.

Le seul traitement convenable est celui dit *de
la Charité*, qui consiste en purgatifs drastiques,
en sudorifiques et en narcotiques convenablement associés. La guérison a ordinairement lieu
en moins de quinze jours.

VII.

Quand les malades succombent, l'inspection
cadavérique ne montre aucune lésion organique;

tout au plus aperçoit-on quelques légers rétrécissemens des gros intestins, qui cèdent avec la
plus grande facilité.

Maintenant je n'ai plus, pour compléter mon
travail, qu'à faire connaître sommairement la colique végétale, maladie qui a de grands rapports
avec celle dont nous venons de traiter, et qu'il
peut être utile de lui comparer.

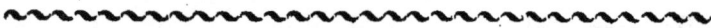

~~~~~~~~~~~~~~~~~~~~~~~~~~~~

CHAPITRE VI.

De la colique végétale.

Je n'ai pas cru pouvoir terminer ce Traité,
sans parler d'une maladie qui a la plus grande
analogie avecla colique métallique, que beaucoup
de médecins confondent avec elle, mais qui me
paraît pourtant devoir en être distinguée, sinon
comme genre, au moins comme espèce.

La colique végétale est plus anciennement connue sous le nom de *colique de Poitou;* c'est
Citois, médecin du roi Louis XIII et du cardinal
de Richelieu, qui lui a donné ce dernier nom dans
une Dissertation publiée en 1639. Le nom de *colica
Pictonum,* et celui de *colica pictorum,* que quel-

ques auteurs donnent à la colique des peintres, ou métallique, a été plus qu'on ne croit, un motif de confusion parmi les nomenclateurs ; de là vient que beaucoup donnent le nom de *colique de Poitou*, même à la colique des peintres, et que dans des Traités intitulés *de Colicâ Pictonum*, c'est de la seule colique métallique qu'il est question. Certainement le nom de *colica Pictavensis*, admis par d'autres, est préférable, en ce qu'il n'est pas aussi consonant. Huxham, qui avait observé la colique végétale dans le Dévonshire, province d'Angleterre, comme Citois en Poitou, l'appelle *colique du Devonshire* (1); Luzuriaga la nomme *colique de Madrid*, parce qu'il l'a observée dans cette capitale de l'Espagne.

Mais cette colique n'est point particulière à ces villes ou provinces, elle a régné dans plusieurs autres pays dont les auteurs font mention. En France, il y en avait eu une autre épidémie en Picardie, décrite par *Droet*; on 1572 elle avait été observée aussi en Bretagne, en Saintonge et en Angoumois par Pierre *Miron*. M. Bonté, qui en a donné une description fort étendue, a vu la même maladie régner à Coutances en Normandie. M. Marteau de Grandvilliers l'a observée à

_____

(1) *Huxham; Colicâ damnoniorum.*

l'abbaye *de Savigny* dans la même province.
Riolan dit qu'elle a été endémique aux environs
de Melun près Paris. Dans les pays étrangers,
les auteurs parlent d'épidémies qui ont eu lieu en
Moravie, en Silésie, en Franconie, en Pologne.
Elle a été observée aussi dans les îles 'Antilles,
par Townes, qui l'a décrite, à Java, etc. Enfin,
si l'on se rappelle ce que nous avons dit au commencement de cet ouvrage, on verra que les
anciens en avaient décrit des épidémies qu'ils
avaient eu occasion de voir, particulièrement
Arétée, Aly-Abbas, etc. On veut que l'épidémie
de coliques bilieuses, décrite par Sydenham en
soit une de colique végétale. Fernel avait aussi
décrit comme coliques bilieuses, les coliques
que l'on désigne maintenant sous le nom de
végétales.

On s'aperçoit déjà qu'une maladie, qui est le
plus souvent épidémique, puisque la plupart des
auteurs qui en ont parlé l'ont décrite sous cette
forme, doit avoir nécessairement des différences
d'avec une qui est particulière à l'emploi de certains métaux, et à certaines professions, et qui
ne prend jamais ce caractère. La colique végétale est aussi endémique dans quelques cantons,
suivant les mêmes auteurs; mais il y a des années
où dans le même pays on la voit, et d'autres où

elle disparaît. La colique métallique ne s'observe guère que dans les grandes villes , parce que c'est là où les arts sont plus cultivés ; cependant par-tout où il y a des métaux ou des préparations métalliques, par-tout là , l'on éprouve la colique qui fait le sujet de ce traité. ·

Causes. Les auteurs les attribuent, lorsqu'elles sont épidémiques, à des constitutions atmosphériques particulières ; tels sont Citois et Sydenham Les autres prétendent qu'elles sont dues sur-tout au cidre aigri, dans les provinces où l'on fait usage de cette boisson. *Hoffman* dit qu'elle est causée par la vieille bière détériorée : une des causes le plus généralement admises, c'est la mauvaise qualité des vins rouges ou blancs, qui sont acerbes ou durs, sur-tout dans les années froides où les raisins n'ont pas mûri. M. Bonté, qui a bien observé cette maladie, dit que ceux qui ne buvaient jamais de cidre , mais de bon vin, n'avait jamais la colique végétale, de même que ceux qui ne buvaient que de l'eau. Il paraît que certains aspects ou certaines localités disposent à cette maladie ; car M. Marteau de Grand-villiers dit que dans deux abbayes , voisines de celle de *Savigny*, on ne voit point la colique végétale, tandis que dans celle-là , les moines en sont attaqués fréquemment, et deviennent même

caducs de très-bonne heure, par les récidives de
cette maladie.

En Normandie, la colique végétale est plus
commune dans les années où les pommes sont
très-abondantes, et dans celles où elles le sont
peu; dans le premier cas, le fruit trop nombreux,
ne mûrit pas bien, et le cidre en est mauvais ; dans
le second, on est obligé de boire du vieux cidre,
qu'on aurait jeté, si l'année avait été plus propice.
On remarque que le cidre de certains cantons,
cause plutôt la colique que d'autres. On voit
cette colique plus souvent dans les communau-
tés, que chez les bourgeois, parce qu'on y boit
des cidres anciens, que l'on tire dans des pièces
très-grandes, et qui restent long-temps en vi-
dange, et où il s'aigrit par conséquent ; les ouvriers qui font beaucoup d'exercice, y sont bien
moins sujets que ceux d'un état sédentaire ; les
domestiques en sont fréquemment attaqués, à
cause de leur oisiveté et de la quantité de cidre
qu'ils boivent, et qui n'est pas ordinairement de
la première qualité.

Charles Pison, parle d'un couvent, où il n'y
avait que les novices qui n'avaient pas la colique, parce qu'ils ne buvaient pas, dit-il, autant
que les moines.

Strack, professeur en médecine à Mayence, a

avancé, dans le Journal de Médecine, année 1765, tome 22, que la colique végétale n'était pas due à des vins austères, des cidres aigres; que la métallique, n'était pas causée par les métaux, mais que toutes deux étaient produites par un *miasme arthritique* différent, suivant lui, de la goutte, et qui, lorsqu'il se fixe sur les entrailles, cause cette colique. Cet auteur a reproduit les mêmes idées dans un écrit latin, publié en 1791 , sous le titre d'*Observationes médicinales de Colicâ Pictonum,* etc.

Je vais présenter des descriptions abrégées des différens auteurs qui ont le mieux traité de la colique végétale ; je choisis celles de Citois, d'Huxham, de Bonté et de M. Larrey.

Description de Citois (1) : invasion subite; pâleur de la face ; froid des extrémités ; langueur des forces ; inquiétudes d'esprit ; anxiétés ; lypothimies, ou fréquentes cardialgies ; nausées continuelles ; vomissemens d'une bile porracée et érugineuse, qui, s'ils ne s'apaisent pas, sont suivis de hoquets fréquens et très-fatigans ; soif inextinguible; strangurie fâcheuse et même calculeuse ; ardeur aux hypochondres ; quelquefois point de fièvre, mais le plus souvent fièvre lente; douleurs aiguës des plus cuisantes et vio-

---

(1) *De novo et populari, apud Pictones,* etc. 1639.

lentes à l'estomac, aux intestins, aux lombes, aux régions iliaques, aux aines, affectant quelquefois toutes ces parties en même temps, et avec la même force, ou quelquefois une seule ; souvent, sur-tout dans le commencement, déjections fréquentes, le plus ordinairement avec tenesme; tantôt, le mal faisant des progrès, picotement aux mamelles, à toute la poitrine, quelquefois aussi aux cuisses et à la région sacrée ; d'autres fois, douleurs atroces à toute la plante des pieds, et alternant avec la douleur du ventre.

Lorsque cette maladie ne guérit pas, elle se termine par la paralysie, précédée, chez la plupart, de convulsions épileptiques qui s'annoncent par une cécité de quelques heures, et durent, quelquefois, pendant sept jours, ou par une faiblesse extrême dont on ne revient qu'avec beaucoup de temps : la maladie ne cède tout-à-fait que par un flux de ventre, ou un écoulement abondant d'hémorroïdes supprimées.

Citois dit qu'il a vu, chez un malade, une pustule survenir au bout du pied, donner issue à une matière purulente, juger parfaitement cette colique. Un fait semblable a été avancé par d'autres auteurs.

Description d'Huxham (1). La colique de Devonshire qu'a décrite cet auteur, est une véritable colique végétale. Voici sa narration succincte.
Elle eut lieu en 1724, et frappa particulièrement
le bas peuple : elle commençait par un serrement d'estomac ; il y avait ensuite douleur vive
à l'épigastre ; pouls faible et inégal ; sueur un peu
froide ; langue enduite d'une mucosité verdâtre
ou jaune ; haleine très-fétide ; puis vomissement
considérable d'une bile quelquefois très-verte,
quelquefois noire ; cette substance excoriait parfois le gosier et l'œsophage par son âcreté, ce
qui lui donnait l'apparence sanguinolente et
rendait la déglutition douloureuse ; après deux
à trois jours, le ventre se resserrait au point de
ne pouvoir être évacué par les purgatifs les plus
violens, ni les clystères les plus forts ; les premiers étaient vomis, et les autres rendus sans
excrémens.

Le vomissement étant un peu diminué, le
malade sentait une douleur très-violente vers
le nombril, les lombes et le rachis, ce qui simu-
lait une néphrétique, d'autant plus qu'il survenait quelquefois une suppression d'urine avec

_____

(1) *Colicâ damnoniorum.* 1724.

une envie continuelle d'uriner, et de la pesanteur au périné; l'urine était chargée et déposait
une matière floconneuse, rouge et souvent verdâtre. Dans le plus grand nombre de malades,
le ventre était énormement distendu et dur;
chez un petit nombre, rétracté : souvent il y
avait une douleur fixe, brûlante dans l'hypo-
chondre droit, où l'on sentait de la dureté, et
quelquefois une tumeur et un battement considérable et incommode dans la région épigastrique;
tant que le ventre fut irrité, ce qui était rare, ou
qu'il l'était par des purgatifs, les malades rendirent des excrémens très-durs, de couleur verte,
tirant sur le noir, et ressemblant à des crottes
de brebis; mais après deux ou trois déjections,
ils étaient verts ou noirs, quelquefois teints de
sang, et excitant des épreintes; tout à coup le
ventre se resserrait; quelques heures après, en
le sollicitant par un médicament, il sortait des
excrémens ronds et très-durs.

Bien loin de diminuer, la maladie alla en augmentant; le ventre fut moins douloureux à la vérité, mais la peau resta d'une si grande sensibilité, que le moindre toucher l'augmentait beaucoup; les douleurs gagnèrent le rachis, les épau-
les, entre les omoplates, les bras, les articulations,
et privèrent les mains de mouvement; elles tour-

mentèrent aussi les cuisses , les jambes et le milieu des os , à l'instar des douleurs vénériennes :
lorsque la douleur passait des intestins aux membres , il survenait un peu de fièvre, et même
quelquefois du délire ; les urines étaient limpides ;
les coliques , suspendues parfois pendant plusieurs jours , se renouvelaient au froid le plus
léger, ou après avoir bu du cidre ou de la
bière.

Description de Bonté (1). Il divise les symptômes de la colique végétale qu'il a observée à
Coutances , en ceux de l'invasion, ceux de l'état
et ceux du déclin.

Invasion. Les malades éprouvent de la lassitude ,
du découragement, ont des selles imparfaites ; le
visage perd son coloris naturel, devient pâle ,
plombé, jaunâtre ; il y a des nausées, de la
pesanteur d'estomac , des douleurs vives dans
l'abdomen, souvent avec engourdissement dans
l'une de ses régions ; les jambes sont faibles ; le
pouls dur et inégal ; la langue sèche et blanchâtre ; il y a des vomissemens fréquens de matière glaireuse et de la constipation : rarement
cette époque dure plus de sept jours.

_____

(2) Journal de Médecine, tome XV, pag. 399, 496;
tome XVI, pag. 15, 227; tome XX, p. 15, 106. 1761-1764.

État. Les douleurs sont extrêmes dans le ventre et les reins ; l'abdomen est très-sensible à la pression, et sans rétraction dans ses parois ; les urines sont dérangées ; tantôt la dysurie et la strangurie se montrent. Les membres participent aux douleurs du ventre, et sont quelquefois en état de crampes qui font beaucoup souffrir ; il y a dans quelques circonstances un frisson universel ; le pouls est dur et fréquent ; il y a de la fièvre ; quelquefois une affection comateuse ; de l'insomnie ; du délire ; de l'enrouement. Cette seconde période peut aller jusqu'au quatorzième jour, rarement jusqu'au quarantième.

Déclin. M. Bonté a vu une cécité passagère trois fois, et dans trois individus différens ; il a vu plus fréquemment des hémorragies survenir à cette époque. La paralysie succède à la colique, sur-tout si l'on en a eu des attaques antécédentes ; elle est de longue durée, mais elle n'affecte ordinairement que les bras ; les malades tombent souvent dans l'épilepsie, la manie, la fièvre lente, l'amaigrissement et l'hydropisie.

Cet auteur distingue quatre variétés de la colique végétale : la goutteuse, la mélancolique, la scorbutique, et celle qui vient d'anciens restes de fièvres mal jugées.

Tronchin raconte, qu'en 1727 il y eut à

Amsterdam une épidémie de fièvres bilieuses très-graves. Lorsqu'on supprimait la fièvre avec le kina, elle était constamment suivie de la colique de Poitou. Plusieurs autres auteurs ont vu aussi des fièvres se terminer de cette façon.

Traitement. Citois dit que l'usage des purgatifs augmente d'abord les douleurs ; mais que cependant en les alternant avec des anodins, on parvient à guérir la maladie. Il ajoute que plusieurs religieux ont été guéris en changeant de climat : preuve que cette maladie est un effet de l'air.

Huxham ne veut pas de la saignée, quoiqu'il convienne que quelquefois elle est indiquée ; il prescrit les vomitifs faits avec une décoction de trente-six grains d'ipécacuanha, dans de l'eau de camomille ; il recommande le vomissement de jour à autre, souvent jusqu'à quatre fois ; on donne ensuite les purgatifs et les opiacés, ou ces deux genres de médicamens unis ensemble ; il ordonne, s'il y a constipation, des fomentations émollientes sur le ventre, les demi-bains, les clystères; il recommande aussi de continuer les évacuans, même plusieurs jours après qu'on ne ressent plus de douleurs.

Bonté dit qu'on peut saigner les sujets jeunes et pléthoriques; mais il observe que cela est rarement nécessaire. Le vomitif, suivant lui, est

présque toujours indispensable ; il donne l'émétique à la dose de 2—3 grains ; mais il observe
que l'impulsion produite par le vomitif, continue
quelquefois plusieurs jours , et qu'il faut alors
arrêter le vomissement par le laudanum; il donne
ensuite des lavemens émolliens : il y a des circonstances où il a recours à ceux de vin émétisé , lorsque le malade ne rend pas les autres;
les purgatifs moyens sont ensuite nécessaires ;
il les associe avec l'opium; il en vient quelquefois aux drastiques. Les tisanes ordinaires
sont émollientes, relâchantes. Voilà le traitement
général indiqué par cet auteur, qui trace ensuite
celui à suivre lors des complications de la maladie.
Nous ne parlerons que de la paralysie , qui est
la plus fréquente. Townes dit que dans les îles
on se sert du baume de *tolu* contre cette terminaison de la colique végétale. Bonté conseille
les bains sulfureux , qui réussissent dans quelques
occasions. Les bains de mer ont aussi été utiles;
intérieurement il donne des vins généreux. Et,
dans le cas où il y a fièvre lente, le lait d'ânesse,
de chèvre , de vache. Il observe qu'il a vu des
guérisons spontanées de cette paralysie, chez des
journaliers , par le retour de la belle saison.

L'hydropisie succède quelquefois à la colique
végétale. Le même médecin a vu périr deux

17

hydropiques à la suite de cette colique. Notta, dans les observations qu'il a communiquées à Bianchi , rapporte un cas d'hydropisie venu ainsi à la suite de la colique , qu'il guérit par le secours des émétiques et des purgatifs violens. Dubois avait déjà remarqué que l'ascite est fàcheuse dans la colique métallique ; mais ce pronostic n'est pas particulier à celle dont nous parlons ici : on peut dire que dans toutes les circonstances, l'ascite est une maladie fort grave.

M. Marteau de Grandvilliers (1), qui a vu et décrit une colique végétale qui règne dans une abbaye de la Basse-Normandie , conseille contre elle les antispasmodiques , les adoucissans ; il blâme ceux qui voudraient faire subir à cette maladie le traitement de la Charité.

M. Planchon rapporte une observation de colique, qu'il appelle *de Poitou*, due à une transpiration interceptée, arrivée chez une fille de vingt-six ans (2).

On ne rencontre dans les auteurs cités aucune observation particulière de cette maladie ; cependant elle eût plus éclairé , elle seule, que toutes les descriptions générales. On n'y dit rien, non plus,

(1) Journal de Médecine , tome XIX , p. 21.
(2) Journal de Médecine , tome XXII , p. 353.

des ouvertures de cadavres : Citois rapporte seulement, qu'en 1592, on trouva à l'ouverture du corps
d'un franciscain, qui mourut de cette colique,
une tumeur dans le jéjunum, de la grosseur d'un
œuf d'oie, remplie de bile pure. M. de la Poterie,
qui a observé la colique végétale, à Rouen, a
ouvert quelques personnes mortes de cette maladie, et n'a pas trouvé de grandes altérations.

Colique de Madrid (1). Le mal commence par
la constipation, suivie de douleurs sourdes à l'hy-
pocondre droit, de borborygmes et de douleurs
au bas-ventre ; les malades éprouvent une sorte
de pesanteur dans la région de l'estomac, quelques éructations, des nausées ; les yeux sont
abattus ; la peau du visage prend une teinte jaunâtre, ainsi que les vaisseaux de la conjonctive ;
la base de la langue se couvre d'un enduit mu-
queux ; l'appétit disparaît ; le sommeil est pénible.
A ces premiers symptômes, qui restent à peu
près au même degré pendant vingt-quatre heures,

---

(1) Mémoire sur la colique de Madrid, inséré dans le
tome III, page 170 des *Mémoires de Chirurgie militaire*
de M. le baron Larrey, chirurgien en chef de la garde impériale, etc. Voyez aussi sur cette colique, Thierry, *Observations de Physique et de Médecine sur l'Espagne,* 2 vol. ;
et la *Dissertation sur la colique de Madrid,* de M. Libron,
soutenue en 1809, à la Faculté de Médecine de Paris.

ou les deux ou trois premiers jours, se joignent
des douleurs vives dans les entrailles, et la colique
est quelquefois si forte que les malades se roulent
par terre en jetant des cris effrayans. Chez quelques-uns elle se déclare tout à coup sans aucun
signe précurseur. Lorsque les douleurs de colique
sont arrivées à ce degré, les envies de vomir deviennent plus fréquentes, et les vomissemens
s'établissent; ils entraînent d'abord les matières
contenues dans l'estomac, puis après de la bile
plus ou moins épaisse. Chaque vomissement est
précédé d'une douleur violente à l'ombilic, d'où
elle remonte vers l'estomac et la poitrine; le malade s'agite, verse des larmes, pousse de profonds
soupirs, éprouve des angoisses pénibles qui se
dissipent avec le vomissement, auquel succèdent
un engourdissement douloureux dans les membres, des pandiculations et des frissons irréguliers, que la sueur fait disparaître, lorsqu'elle survient, ce qui n'arrive pas toujours. Le ventre se
constipe de plus en plus, et ses parois, qui sont
peu sensibles et peu douloureuses au toucher, se
resserrent vers le rachis; l'urine devient plus rare
et prend une couleur jaune ou briquetée; les
forces sont affaiblies; l'anxiété et la tristesse s'em-
parent du malade; il est privé du sommeil par
l'état presque continuel de souffrance où il est.

Cependant le pouls reste dans l'état naturel ; il donne à peine des signes nerveux pendant le vomissement. Ces évacuations soulagent les malades pour quelques momens ; mais bientôt la douleur les reprend avec plus de violence ; ils jettent alors des cris aigus et dissonans, qu'on pourrait comparer aux hurlemens des animaux, et auxquels succède un silence morne et triste ou de longs gémissemens : la constipation devient d'autant plus opiniâtre, que les vomissemens se prolongent plus long-temps. Un grand nombre de malades passent sept, huit, neuf et dix jours sans aller à la garde-robe.

Ces accidens vont en augmentant par degrés, sur-tout lorsque le malade est abandonné aux seules ressources de la nature, ou que l'on se borne à l'emploi seul des bains, des antispasmodiques, des anodins et des laxatifs doux. Dans cette circonstance, il se joint des symptômes de fièvre rémittente bilieuse ou rhumatismale, selon les causes additionnelles ou le tempérament du malade. Dans la première, qui est très-rare, et qui n'a lieu que chez les sujets irritables et sanguins, le bas-ventre se météorise et devient douloureux, l'urine est plus rare, devient rouge, et se supprime ; le malade éprouve un sentiment de chaleur brûlante dans toute la région abdominale ; la fièvre s'allume, la peau est sèche, chaude ; les douleurs de coliques diminuent, mais les vomissemens continuent, et les matières sont quelquefois sanguinolentes à la fin ; les évacuations alvines se font involontairement, les forces vitales s'affaiblissent , et le malade meurt.

Dans le cas où une affection rhumatismale se joint à la colique de Madrid, celle-ci s'apaise, la douleur se transporte aux extrémités, qui se tuméfient et deviennent immobiles ; alors le rhumatisme parcourt les périodes ordinaires , et la terminaison en est presque toujours heureuse.

Chez quelques malades , la colique est suivie de fièvre putride ou maligne.

Quelquefois, mais assez rarement , la colique paraît se dissiper spontanément et sans le secours de l'art ; les douleurs semblent, dans ce cas, descendre, se perdre dans les régions inguinales ; les vomissemens cessent par degrés ; les urines sont plus abondantes et moins colorées ; les selles deviennent faciles, mais sont accompagnées de douleurs , de ténesme , et ont pour résultat l'expulsion de petits pelotons stercoraux. Après ces premières évacuations , le malade entre dans un calme heureux , les douleurs cessent, le sommeil et la tranquillité se rétablissent , et dès ce moment, on peut le regarder comme sauvé.

Si l'on seconde ces premières opérations de la nature, on le conduit promptement à la guérison.
Chez plusieurs, une éruption miliaire au bas-
ventre, aux reins ou aux cuisses, et quelquefois
une affection érysipélateuse, dans ces régions, ou
aux extrémités, font disparaître tout à coup la
colique avec tous ses symptômes. Chez d'autres,
après avoir parcouru toutes ses périodes, elle est
suivie de fièvre intermittente de types différens,
et l'on observe, dans quelque cas, que la colique
est suspendue dans le temps de l'accès.

La durée de la colique de Madrid est relative ;
elle cède ordinairement en neuf à dix jours à un
traitement administré convenablement ; mais
l'impression subite du froid, ou le moindre écart
dans le régime, détermine des rechutes qui se
renouvellent deux, trois, quatre et cinq fois.
Lorsque la rechute a eu lieu deux ou trois fois, les
sujets s'affaiblissent, tombent dans le marasme et
dans un état d'hypocondrie ou de nostalgie ; les
membres restent long-temps engourdis et faibles,
sur-tout les jambes.

Le pronostic de cette maladie n'est point fâcheux ; les malades souffrent plus ou moins long-
temps ; ils ont des convalescences pénibles ; cependant ils ne périssent point, à moins qu'elle
ne se complique d'une affection fébrile plus ou
moins grave.

L'ouverture des cadavres ne montre aucune trace d'inflammation. Les vaisseaux de l'épiploon et du mésentère sont injectés d'un sang noir et liquide ; les intestins, peu boursoufflés, contiennent dans leur intérieur des matières bilieuses, noirâtres ; la tunique muqueuse est sans inflammation ; l'estomac distendu par des gaz. Dans l'S du colon on trouve des *scybala* ; le foie est tuméfié, et la vésicule du fiel pleine d'une bile d'un vert foncé.

M. le docteur Larrey pense que cette colique est absolument végétale, et de nature bilieuse ou rhumatismale ; elle n'est nullement produite par des causes métalliques, ce qu'il discute avec beaucoup de soin ; il la regarde comme particulière au sol de Madrid, et causée principalement par son site élevé et une température chaude le jour, et froide la nuit ; elle est sur-tout fréquente au printemps et chez ceux qui ne se couvrent point assez la nuit.

Voici les moyens qui ont constamment réussi à M. le baron Larrey dans le traitement de la colique de Madrid. Dans l'invasion de la maladie, on doit chercher à apaiser l'irritation du système gastrique, à rétablir la transpiration et l'excrétion des matières alvines, au moyen des boissons diaphorétiques, antispasmodiques

et anodines ; on se sert de potions thériacales
de camphre, de musc, d'embrocations huileuses,
camphrées, sur le ventre : une chaleur humide,
modérée, qu'on établit en faisant évaporer de
l'eau, par ébullition, dans l'appartement du malade ;
des lavemens avec la décoction de pulpe de casse
camphrée, etc., sont utiles. En se comportant
ainsi, on fait quelquefois avorter la maladie.

Dans la deuxième période, les vomissemens
s'étant établis avec tous les symptômes qui accom-
pagnent ce second degré, comme la pléthore bilieuse domine, il faut employer les vomitifs sans
nulle crainte ; mais afin qu'ils n'agissent pas sur
le système nerveux, on mêle une dose relative
d'ipécacuanha à l'émétique, qu'on peut répéter
avec confiance, s'il est nécessaire. Lorsque le malade a vomi assez copieusement, on peut solli-
citer les évacuations alvines par des boissons
amères, diaphorétiques, stibiées, par des lavemens camphrés, sans perdre de vue l'usage des
anodins et antispasmodiques pendant la nuit. Si,
malgré l'emploi soutenu et bien administré de
ces moyens, les vomissemens persistaient encore,
on ajouterait d'abord la thériaque aux embrocations ; on pourrait y substituer les bols de camphre, d'opium et de musc ; on ferait des frictions avec la teinture de cantharide camphrée, etc.

Dans la troisième période, c'est-à-dire, lorsque le ventre s'ouvre, il faut insister sur les lavemens camphrés, les potions thériacales, continuer la même boisson, et purger le malade avec des potions amères, préparées par infusion dans une décoction de quinquina.

Si la colique devient chronique, un vésicatoire sur le bas-ventre change le foyer d'irritation et guérit la maladie.

Lorsque les paroxismes de la colique sont totalement dissipés, et qu'il n'y a plus aucun signe de saburre bilieuse, il est bon que le malade fasse usage, tant pour rétablir les forces de l'estomac que pour prévenir la fièvre intermittente, qui succède quelquefois à la colique, de kina uni aux amers ordinaires.

Enfin, si la convalescence se prolongeait et devenait pénible, le seul moyen de ramener la santé, serait de faire changer de climat, et de prescrire l'usage des eaux minérales, telles que celles de Barrèges et de Bagnères.

C'est pendant le séjour de la garde impériale à Madrid, en 1808, que M. Larrey a observé la colique de Madrid sur un grand nombre de soldats qui en furent atteints, ainsi que des personnages de la plus haute distinction. L'extrait que j'en insère ici, est presque mot à mot tiré de son

mémoire ; je dois ajouter que les médecins espagnols , et particulièrement Luzuriaga , diffèrent sur quelques points de l'opinion du célèbre
chirurgien français.

Si nous comparons actuellement les descriptions
abrégées que nous venons de donner de la colique végétale , avec celle qui précède la colique
métallique , on ne peut s'empêcher de trouver
des points de rapprochement, et d'autres qui les
éloignent. Les premiers consistent dans les douleurs abdominales, la constipation, la tendance
à la paralysie ; elles diffèrent par le caractère épidémique chez l'une, sporadique dans l'autre ; par
la cause , par l'absence de fièvre dans la colique
métallique , ainsi que la rétraction du ventre,
qui est insensible à la pression : trois phénomènes
souvent entièrement opposés à ceux de la colique végétale.

Disons que cette dernière est plus souvent fâcheuse , plus meurtrière , et d'une marche bien
plus irrégulière. Le grand nombre de terminaisons
graves sépare encore la colique métallique de la
végétale ; il est vrai que nous ne voyons guère
cette dernière maladie abandonnée à elle-même, ou
du moins cela arrive rarement, parce qu'à Paris,
la classe ouvrière sait où trouver le remède par
excellence ; tandis que les riches ne sont pas tou-

jours aussi assurés d'avoir des médecins qui la connaissent, et par conséquent d'être aussi bien traités.

Dans les mines, on voit la colique métallique d'une
manière plus variée ; elle doit se présenter avec un
aspect plus grave que dans les villes où la cause
étant presque toujours simple, la maladie qui en résulte est dans le même cas. Aussi Wilson rapporte-
t-il que dans les mines de *Lead-hils* on voit des
gens attaqués de la colique métallique ; tomber
dans le délire ; mourir dans un état comateux et
apoplectique. Stockhusen a vu des personnes attaquées de la même colique, tomber en syncope , et
paraissant à demi-mort.

C'est donc à tort qu'on a voulu confondre ces
deux maladies ; elles doivent être séparées. On a
dit que la colique du Devonshire était métallique,
et qu'elle était produite par le séjour du cidre
dans des tonneaux cerclés de plomb intérieurement ; d'autres ont avancé que les pressoirs où
l'on écrasait les pommes étaient laminés avec ce
même métal. Le premier de ces cas est impossible,
et le second ridicule ; les Anglais connaissent trop
bien le danger du plomb, pour l'employer à ce
dernier usage. On objecte encore l'identité de
traitement pour prouver celle des deux maladies ;
elle ne prouve rien : il y a une multitude de maladies fort différentes qu'on traite par les mêmes

moyens; il a suffi de voir de la constipation et
de la douleur dans le ventre, pour songer à un
traitement composé de purgatifs et d'opiacés. Cette
idée est toute naturelle, et l'on voit qu'elle a été
suivie depuis deux mille ans par tous ceux qui ont
eu à traiter des coliques qui avaient ces caractères, sans qu'ils s'inquiétassent si elles étaient
métalliques ou végétales : car ceux même qui
emploient le prétendu traitement antiphlogistique faisaient, comme les autres, un traitement
évacuant mêlé de narcotiques.

Les auteurs qui ont écrit en connaissance
de cause, ayant sous les yeux des coliques végétales, et connaissant les ouvrages écrits sur la
colique métallique, jugent ces deux maladies fort
différentes; tels sont Bonté et Marteau de Granvil-
liers. Il y a plus, c'est que le premier a vu ces
deux coliques compliquées ensemble, et les dis-
tinguait fort bien. Le dernier dit que la colique
végétale est une maladie toute nerveuse, qui ne
doit être traitée que par les antispasmodiques;
il blâme ceux qui voudraient faire subir à cette
affection le traitement de la Charité (1). Cette opinion paraît aussi avoir été celle de Sauvages et
d'Astruc, puisqu'ils ont fait deux espèces de ces

_____

(1) Journal de Médecine, tome XIX.

coliques, sous les noms de *rachialgia metallica* et
de *rachialgia vegetabilis*.

Je crois devoir offrir dans le même tableau, et
en opposition, les caractères de ces deux maladies.

LA COLIQUE	
MÉTALLIQUE	VÉGÉTALE
EST	
Sporadique.	Épidémique.
Causée par l'influence des métaux.	Causée sans l'influence des matières métalliques.
Sans fièvre.	Souvent avec fièvre.
Avec rétraction de l'abdomen.	Avec gonflement de l'abdomen.
Avec peu ou point de sensibilité du ventre.	Avec une grande sensibilité du ventre.

Il résulte donc que ces deux maladies ne sau-
raient être confondues. Mais il reste encore à
préciser les caractères de la colique végétale qu'on
observe en France, sur laquelle il nous manque un
bon ouvrage complet, tandis que nous sommes plus
avancé sur la métallique. Le caractère souvent

épidémique de la première n'en rend pas l'étude
très-facile ; c'est pourquoi j'invite les médecins qui
exercent sur les lieux où cette maladie s'observe,
qui sont, en général, pour la France, les départe-
mens de l'ouest, de chercher à nous la faire connaître d'une manière plus exacte, en nous trans-
mettant des observations faites au lit des malades,
et jour par jour ; en les rédigeant et en les mettant
en comparaison avec le traitement. Il sera nécessaire qu'ils connaissent exactement la colique métallique, pour voir en quoi précisément ces deux
maladies diffèrent ; il sera même utile qu'ils compa-
rent, entr'elles, les différentes descriptions d'épidémies qu'on a données sur cette maladie, et
qui me paraissent présenter des différences. On
voit, au surplus, que la colique végétale se rapproche plus ou moins de la colique bilieuse, à tel
point que Sydenham ne lui avait pas donné un
autre nom.

Je terminerai par me faire cette question : voit-
on la colique végétale à Paris ? Je répondrai qu'aucun praticien de cette ville n'a écrit sur cette maladie ; ce qui me fait croire qu'on ne l'y a pas
observée. Hollier dit avoir vu, dans la capitale,
un prêtre âgé de quarante ans, lequel, à la suite
d'une colique habituelle, eut une paralysie au
bout de plusieurs années, mais qu'il le guérit de sa

colique. Le fait est sans doute vrai ; mais n'est-il pas possible qu'une colique quelconque, faisant souffrir long-temps un malade, et cela dans une région où se trouve une multitude de ganglions, finisse par apporter quelques changemens orga- niques dans le tissu intime de ces ganglions, qui ne seront peut-être pas apercevables à nos yeux, mais qui n'en seront pas moins réels. Les gan-. glions altérés doivent gêner les fonctions de ceux avec lesquels ils communiquent. De là, sans doute, la paralysie des extrémités, qu'on voit dans les anciennes coliques métalliques et végé-tales, et qui arriverait aussi, suivant nous, dans une colique venteuse, nerveuse, qui durerait aussi long-temps. Pour moi je ne l'ai jamais rencontrée, et je n'ai jamais ouï dire à aucun des médecins qui exercent dans cette grande ville, qu'ils aient été plus heureux. Je soupçonne pourtant que les classes d'ouvriers que j'ai cités comme gagnant la colique métallique, mais qui ne travaillent pas aux métaux, ont eu des coliques végétales, qu'on aura méconnues à cause de quelques ressemblances dans les symptômes, et de la parité du traitement. Ces ouvriers sont en très-petit nombre, et jusqu'ici je n'ai eu occasion de traiter, ou de voir, que ceux qui devaient leur colique à l'emploi des métaux.

MÉMOIRE

Sur le tremblement auquel sont sujets les doreurs sur métaux, et les autres ouvriers qui, comme eux, emploient le mercure (1).

JE me suis aperçu, à la lecture des auteurs, qu'ils ne disaient rien, ou du moins fort peu de choses, d'une maladie assez fréquente à Paris, et probablement ailleurs, que j'ai eu occasion de voir souvent : je veux parler du tremblement auquel sont sujets les ouvriers qui emploient le mercure, et que, pour cette raison, j'appellerai *tremblement mercuriel*. J'ai pensé qu'on me saurait peut-être quelque gré d'avoir rempli cette lacune.

Pour parvenir au but que je me propose, savoir, de faire connaître tout ce qui est relatif au tremblement mercuriel, je crois nécessaire d'éta-

---

(1) Ce mémoire, auquel je fais ici quelques additions, a été imprimé dans le Journal de Médecine de MM. Corvisart, Leroux et Boyer, tome VIII, année 1804. J'ai cru devoir le reproduire à la suite de ce Traité, parce que la maladie qu'il décrit a quelque rapport avec la colique métallique.

blir quelques divisions dans mon sujet. Je présenterai d'abord, sur cette maladie, des observations isolées, desquelles je déduirai son caractère, sa marche, sa durée, sa terminaison et ses complications. Je chercherai ensuite les causes de cette affection, et la manière dont le mercure agit sur l'économie animale. Enfin, je dirai quel traitement on suit pour sa guérison.

Mon intention, comme on voit, n'est nullement de parler de tous les maux produits par le mercure; je me borne à un seul, que ce métal cause toutes les fois qu'il est absorbé en excès à travers la peau ou les membranes muqueuses.

Observations particulières sur le tremblement mercuriel.

Les bornes d'un simple mémoire ne me permettent pas de rapporter toutes les observations que j'ai recueillies sur cette maladie : elles ont d'ailleurs entr'elles une telle ressemblance, que celles que je donnerai ici suffiront pour les faire connaître toutes. Je rapporterai les premières avec quelques détails; je serai plus bref sur les autres.

OBSERVATION PREMIÈRE. J. F..., âgé de cinquante ans, d'un tempérament bilieux, prit, à

vingt-cinq, le métier de doreur sur métaux, qu'il
n'a pas quitté depuis. Il eut, à quarante - huit
ans, le premier tremblement, qu'il garda trois
mois : il se passa, en discontinuant tout ce temps
de travailler. A quarante-neuf ans, il fut repris
de la même maladie, et se reposa encore trois
mois, pendant lesquels le tremblement se dis-
sipa.

Dans le courant de décembre 1804, il éprouva,
après quelques accès de colère, un tremblement
dans le bras droit, qui dura deux ou trois heures. Le malade ne suspendit pas son travail;
aussi le tremblement s'étendit-il par tout le corps,
à l'exception des jambes, qui ont toujours été
plus libres que les autres parties. Il eut souvent
de la céphalalgie, avec augmentation dans le
tremblement. Son sommeil fut assez mauvais.
Il rendit fréquemment des vents par l'anus, pré-
cédés de douleurs dans l'hypogastre. Du reste ,
toutes les autres fonctions s'exercèrent comme
en santé. En janvier, le tremblement devint plus
considérable, et s'étendit aux deux mains, à la
tête, au cou, à la mâchoire inférieure, et à tout
le tronc. Il travailla encore, mais il ne le put
qu'autant que ses bras et ses poignets étaient fixés
et appuyés sur quelque chose de solide. Vers la
fin du mois, il fut forcé de suspendre le travail de

18*

son état. Le premier février, il entra à la Charité : son regard était très-animé ; sa figure un peu
amaigrie, mais de couleur naturelle ; la bouche
et la langue étaient un peu sèches, et cette dernière présentait de plus une légère couche jaunâtre à la base. Ses paroles étaient précipitées,
vives, parfois mal articulées ; ses dents offraient
une couleur noire ; la respiration, la digestion,
les selles, les urines étaient comme en santé ; les
membres inférieurs tremblaient peu, et étaient
presque dans l'état naturel ; les supérieurs se mon-
traient, au contraire, continuellement agités d'un
tremblement très-violent, lorsqu'ils n'étaient pas
appuyés ; et, dans ce dernier cas, ils étaient seulement dans un frémissement particulier, continuel et assez marqué. Ce tremblement empêchait
le malade de faire usage de ses bras avec jus-
tesse et précision, sur-tout s'il voulait porter
quelque chose à sa bouche ; car alors ils agissaient avec une prestesse et une célérité extraor-
dinaires, qui approchaient de la convulsion. Le
bras droit tremblait davantage que le gauche. Le
pouls était égal, plein et lent (cinquante-une
pulsations par minute); la peau était un peu sèche
et chaude : il rendait des vents par le haut et par
le bas.

Jusqu'au 10, les symptômes s'allégèrent un

peu ; le tremblement du côté gauche diminua sensiblement; celui du côté droit resta à peu près le même.

Du 10 au 14, même état.

Du 15 au 20, le tremblement du bras et de la main gauche fut parfois très-fort, parfois presque nul ; il ne put encore se servir de la main droite, à cause de la force du tremblement ; les vents par haut et par bas ne laissèrent pas que d'incommoder le malade.

Du 21 au 1er. mars , les symptômes furent moins intenses ; le malade commença à se servir de sa main droite ; la gauche fut plus libre que les jours précédens.

Du 2 au 3, les symptômes s'amendèrent visiblement ; le tremblement devint beaucoup moins fort; le sommeil et l'appétit furent bons ; les vents moins incommodes.

Du 4 au 7 , les symptômes du tremblement se montrèrent à peu près les mêmes.

Du 8 au 13, le malade se servit de ses deux mains , quoiqu'elles tremblassent encore un peu; les jambes étaient parfaitement guéries.

Du 14 au 21 , encore quelques tremblemens dans les bras.

Le 22 mars, le malade sortit de l'hôpital, guéri, à très-peu de choses près, de son tremblement, la maladie ayant duré trois mois et demi, et son séjour à l'hôpital ayant été de cinquante jours.

Nota. La différence de tremblement du bras droit au bras gauche, n'est qu'une variété individuelle.

OBSERVATION DEUXIÈME. J. D..., âgé de trente-sept ans, doreur sur métaux, d'un tempérament sanguin, né de parens du même état, et qui avaient été sujets, vers la fin de leur vie, au tremblement mercuriel. Depuis quatre ans, il employait beaucoup de mercure. Il fut pris, en janvier 1802, d'un tremblement qui dura deux mois, et se passa par le repos et les sudorifiques. En février 1804, il fut, derechef pris, tout à coup, d'un tremblement dans les mains et les bras, qui s'étendit bientôt aux jambes et aux pieds; ensuite il occupa tout le corps : toutes les autres fonctions se faisaient bien. Le tremblement continua pendant tout le mois de mars. Alors le malade, qui entra à la Charité (21 mars 1804), avait l'air préoccupé, la face très-alongée, maigre, un peu décolorée. Les yeux étaient vifs et assez naturels, les joues creuses, les dents sales et un peu déchaussées. La peau était un peu chaude, sèche, pendant le jour, un peu moite la nuit. Les membres supérieurs et inférieurs tremblaient

perpétuellement , et offraient de légers soubresauts des tendons.

Le 23 mars , le tremblement était bien diminué : il y avait eu plusieurs selles provoquées par
une tisane purgative.

Du 24 au 26, les symptômes s'améliorèrent ; le
tremblement fut léger ; les membres devinrent
plus fermes. Cependant le malade tremblait davantage quand il avait un peu marché ; s'il se cou-
chait alors, il suait, et se sentait beaucoup soulagé.

Du 28 au 2 avril , son état s'améliora sensiblement : le tremblement augmentait si le malade
s'exposait au froid ou à l'humidité.

Le 4, le malade sortit de l'hôpital en bon état,
mais pas entièrement guéri : il prétendit que sa
maladie se passerait avec le repos.

OBSERVATION TROISIÈME. G. A. S..., âgé de
quarante-neuf ans, d'un tempérament bilieux,
prit, à dix-huit, le métier de doreur sur métaux. Il
eut, à vingt-neuf ans, un tremblement général,
qu'il garda trois mois, et qui disparut spontanément
en cessant tout travail, et allant à la campagne.
Le mercure déterminait quelquefois chez lui des
salivations abondantes qui duraient depuis trois
jusqu'à six jours. De vingt-neuf à quarante-deux ans

il porta les armes. Revenu en 1798, il reprit son
métier, et n'éprouva pas de tremblement jusqu'à
l'an 1804. Ce fut dans le mois de mars de cette dernière année, qu'il fut pris, de temps à autre, de
tremblement dans les membres, sans aucun dérangement des autres fonctions. Ce tremblement
disparaissait pendant quelque temps, puis il revenait, sur-tout quand le malade se mettait en
colère. Vers le milieu du mois, il devint plus intense et plus fréquent; il s'étendait par tout le
corps, à la mâchoire inférieure, et à la langue. La
parole était entrecoupée et tremblotante. Vers la
fin du même mois, le tremblement devint encore
plus intense. Il ne pouvait presque plus travailler : il s'efforçait cependant de le faire; mais il
fut dans l'impossibilité de continuer, et vint à
l'hôpital de la Charité le 4 avril 1804. Ses lèvres
et ses dents étaient nettes; sa face était d'un
jaune sale; sa peau sèche et un peu brûlante;
son pouls concentré, égal, et lent. La mâchoire
inférieure, tremblotante, ne se prêtait que difficilement à l'action de manger et de parler. Les
membres supérieurs, sur-tout les avant-bras et
les mains, tremblaient beaucoup; de sorte qu'il
pouvait difficilement porter les alimens liquides
à sa bouche sans les renverser : les inférieurs
étaient un peu moins tremblans. Il éprouvait, de

temps à autre, des crampes dans la plante des
pieds, les jambes; les cuisses; du reste, toutes
les autres fonctions étaient en bon état. Ce malade resta sept jours à l'hôpital, pendant lesquels
il fut soulagé de son tremblement, mais point
guéri. Il y rentra le 20 : les symptômes étaient à
peu près les mêmes que ceux décrits ci-dessus.
Il y resta environ un mois, et ne sortit pas encore tout-à-fait guéri, malgré un traitement convenable.

OBSERVATION QUATRIÈME. L. M. Cl..., exer-
çant depuis plus de vingt ans le métier de doreur
sur métaux, commença à trembler, pour la première fois, dans le commencement de 1802. Ce
tremblement s'accrut graduellement, en sorte
qu'il devint extrême, et qu'il fut obligé de venir
chercher des secours à la Charité, en janvier
1803. Il ne pouvait se servir de ses pieds ni de
ses mains, de façon qu'il ne pouvait marcher, et
qu'on était obligé de le faire manger. Les nuits,
il avait de l'insomnie, perdait quelquefois connaissance, et délirait même. Il avait des sueurs
fétides, et d'une odeur mercurielle. A l'aide du
traitement qu'on lui fit, il parvint, en un peu
moins de deux mois, à éprouver un soulagement
marqué ; il recouvra parfaitement l'usage de ses
membres, ainsi que le sommeil : la langue seule-

ment était restée un peu gênée, et tremblotante ; ce qui se sera probablement dissipé quelque temps après.

OBSERVATION CINQUIÈME. D...., âgé de trente-cinq ans, doreur sur métaux depuis dix-huit, d'un tempérament bilieux, se ressentait de tremblement depuis un an et demi : il entra s'en faire traiter à l'hôpital de la Charité, en février 1803. Il avait dans les membres, sur-tout aux bras, des tremblemens comme convulsifs, particulièrement lorsqu'ils n'étaient point soutenus, et qu'il voulait les faire servir à quelque usage. Il me rapporta que parfois le mercure lui portait tellement à la tête, qu'il ne reconnaissait plus son monde. Au bout de trois semaines, il commença à pouvoir marcher, puis à se servir un peu de ses membres supérieurs, quoiqu'ils tremblassent encore beaucoup. Il ne put s'en aller de l'hôpital qu'après un laps de temps assez long : encore tremblait-il légèrement lors de sa sortie.

OBSERVATION SIXIÈME. A. L. L..., âgé de trente-six ans, dorait les métaux depuis vingt. Il essuya le premier tremblement en 1789, et en fut parfaitement guéri après un mois de traitement. En février 1803, il vint à la Charité se faire traiter d'un autre, dont il ressentait les atteintes depuis six mois. Il avait d'abord été assez léger,

avait augmenté ensuite, enfin était venu au point
de l'empêcher de travailler. Il avait peine alors à
tenir quelque chose avec les mains : il se soutenait
assez bien sur ses jambes ; mais quand il ne repo-
sait que sur une, il tremblait beaucoup plus. Dans
le lit, il tremblait beaucoup moins. Du reste,
ainsi que les malades des observations précédentes, les autres fonctions se faisaient bien. La
chaleur était naturelle, l'appétit comme en santé, le sommeil bon. Quand quelque chose le cha-
grinait, il tremblait davantage. Il resta pendant
le mois de mars, et une partie d'avril, à la Charité, d'où il sortit ne tremblant que d'une manière imperceptible.

OBSERVATION SEPTIÈME. J. Ch. L...., âgé
de vingt-deux ans, doreur sur métaux depuis
huit, sans en avoir jamais été incommodé, ressentait des tremblemens dans les jambes depuis
un an ; peu de temps après ils gagnèrent les
membres supérieurs, sur-tout celui du côté
droit, qui fut toujours plus affecté que le bras
opposé ; cependant il conserva la faculté de
s'en servir ; sa maladie augmentant, il quitta
sa profession et alla à la campagne, dans l'es-
pérance de se rétablir. Il y resta environ six
semaines, pendant lesquelles il se mit au régime
végétal et à l'usage du lait. Son état n'ayant

éprouvé aucune amélioration, il se détermina à venir à l'hôpital de la Charité, où il fut traité par les sudorifiques et les antispasmodiques, qui n'eurent aucun effet, car il sortit, au bout d'un mois, à peu près comme il y était entré. Il retourna à la campagne, où il fit usage des bains, se mit au même régime que la première fois, mais encore sans succès marqué. Huit mois après, il rentra à la Charité : admis à la clinique, on observa que les membres tremblaient presque continuellement, sur-tout les supérieurs ; il y avait une sorte d'alternative, c'est-à-dire, que tantôt un côté, tantôt l'autre, tremblait davantage ; il pouvait à peine marcher ; il se servait très-difficilement du bras gauche, pas du tout du droit ; cependant il n'y avait pas d'altération dans la couleur, la forme, le volume et la chaleur des membres affectés ; la mâchoire inférieure, ainsi que le col, tremblait aussi, mais pas continuellement : du reste le malade avait bon appétit, la langue nette, la respiration facile, le pouls lent et faible, le ventre libre ; il n'y avait pas de douleur dans le ventre.

Ce malade resta vingt-deux jours à la clinique ; on lui fit subir un traitement approprié, qui ne fit que le soulager ; mais beaucoup plus que tout

ce qu'il avait fait jusque-là, et il sortit presque
guéri.

OBSERVATION HUITIÈME. G. A. S. , doreur
sur métaux, âgé de quarante-neuf ans, d'un
tempérament bilieux, eut à vingt-neuf ans un
tremblement qu'on jugea être une suite de sa
profession ; cette maladie se termina au bout de
trois mois sans aucun traitement, et seulement
par la cessation du travail. A quarante-cinq ans,
S.... reprit l'exercice du même métier, et quatre
ans après (le 22 janvier 1804) , il fut atteint de
nouveau d'un tremblement des membres, qui
eut lieu immédiatement après un accès de colère.
Peu après, la maladie augmenta d'intensité, et
au bout d'un mois, le malade en fut tellement
tourmenté , qu'il ne put continuer son travail,
et fut contraint d'entrer à la Charité, le 23 avril
de la même année. Il présenta alors les symptômes suivans : habitude du corps peu amaigrie ;
face jaunâtre ; point de céphalalgie ; bouche
dans l'état naturel ; pouls un peu lent ; peau
fraîche ; point de douleurs au bas-ventre ni à
la poitrine ; légère constipation ; tremblement
comme convulsif de tous les membres, sur-tout
des supérieurs , ce qui cause la difficulté qu'é-
prouve le malade de porter les alimens et les
boissons à sa bouche ; l'articulation de la parole

est difficile. S.... déclare n'avoir jamais éprouvé
la moindre colique.

Peu de temps après son entrée à la salle
clinique , il se trouva mieux ; dès le troisième
jour , les tremblemens des membres étaient con-
sidérablement diminués, et la parole s'articulait
plus facilement. De jour en jour , par la conti-
nuation d'un traitement approprié , les symptômes diminuèrent d'intensité , et le 15 mai suivant , le malade put sortir, étant presque entièrement guéri , et le tremblement étant à peine
sensible.

Je pense qu'il est inutile de rapporter un plus
grand nombre d'observations : toutes ressemblent
plus ou moins à celles que je viens de présenter.
S'il y a quelques particularités, je les offrirai
dans la description générale de la maladie.

Description générale de la maladie.

En rassemblant les symptômes communs aux
observations précédentes, et à d'autres que j'ai
recueillies, mais que je n'ai pu consigner ici, il
me sera facile de donner une description générale du tremblement mercuriel.

L'invasion de cette maladie est quelquefois
subite ; le plus souvent elle se fait par degrés.

D'abord le malade a les bras moins sûrs ; ils vacillent, puis ils frémissent, enfin ils tremblent. Le tremblement acquiert une intensité plus ou moins grande, selon qu'il continue ou non son travail. S'il s'opiniâtre à le faire, le tremblement devient général, imite en quelque sorte les convulsions. Le malade est alors dans l'impossibilité de remplir les fonctions qui exigent une certaine action musculaire, telles que la locomotion, la mastication, le travail des mains, etc. Bientôt des symptômes plus graves encore le forcent de quitter tout travail et de songer à sa guérison : tels sont la perte de connaissance, l'insomnie, le délire, etc.

Les phénomènes, autres que le tremblement, sont ceux-ci : le malade a la figure d'une teinte bise assez remarquable ; elle est quelquefois animée, d'autres fois languissante ; l'habitude du corps, qui participe de la teinte du visage, n'est que peu ou point amaigrie, à moins que la maladie ne soit ancienne ; la peau est généralement un peu sèche, et quelquefois un peu chaude ; la poitrine ne présente rien de particulier ; la respiration se fait bien ; il n'y a ni toux, ni douleurs particulières : aussi, par la percussion, cette cavité résonne-t-elle comme dans le meilleur état de santé ; le ventre est ordinairement souple, mollet, de volume ordinaire ; l'excrétion des urines et

des matières alvines se fait comme en santé, sans
douleur, ainsi que sans augmentation ni diminution de quantité. Il y a cependant assez souvent
des éruptions de gaz, soit par haut, soit par bas :
l'appétit diminue quand le tremblement acquiert
de l'intensité , il peut même devenir nul, s'il est
très-fort; la langue est alors blanche, pâteuse,
sans aucun mauvais goût; le pouls a quelque
chose d'approchant de celui qu'on remarque chez
les gens attaqués de la colique métallique : il est
fort, lent, rare, et quelquefois profond; la parole
est parfois difficile quand le tremblement est extrême.

Le symptôme le plus remarquable, celui qui
constitue seul la maladie, est, comme on voit, le
tremblement. Ce tremblement diffère des autres
par quelque chose de convulsif. Les contractions
musculaires qui le constituent se font avec une
promptitude étonnante, mais non d'une seule
fois. Par exemple, je suppose qu'un homme pris
de cette maladie veuille plier son bras, il ne
pourra le faire de la même contraction; elle sera
rompue par deux ou trois petites saccades qui
entraveront l'extension, et formeront l'espèce
de tremblement dont nous parlons. Le tout se
fait avec beaucoup de rapidité : aussi ces malheu-
reux ne peuvent, quand le tremblement est in-

tense, non-seulement porter aucun liquide à leur bouche sans le renverser, mais même d'aliment solide, à cause de la difficulté de le diriger juste. La plupart se frappent et se meurtrissent le visage en voulant manger, ou porter leurs mains à la figure; de sorte qu'ils sont obligés de prendre les alimens avec la bouche, à la manière des quadrupèdes, ou bien d'avoir quelqu'un qui leur rende le service de les faire manger. On a pu voir par les observations rapportées, que les bras tremblent plus que les jambes : c'est presque toujours par eux que la maladie commence, et ce sont toujours eux aussi qui restent les derniers à guérir. Une remarque singulière, c'est que, dans la colique métallique, ce sont aussi les bras qui sont les premiers frappés de paralysie, lorsque cette maladie a dégénéré : d'où l'on doit conclure qu'il y a une communication plus directe entre les extrémités supérieures et le reste de l'économie, qu'entre cette dernière et les extrémités inférieures, puisque les affections morbifiques s'y portent de préférence.

La danse de saint Guy, qui approche du tremblement mercuriel, en diffère, outre la différence de la cause productrice; 1°. par la manière dont les membres sont agités; 2°. en ce que, dans le tremblement mercuriel, quand les malades ont

les membres appuyés, ils tremblent beaucoup
moins, ce qui n'a pas lieu dans la danse ; 3°. en
ce qu'il me semble avoir remarqué constamment
que les jambes tremblaient davantage, chez eux,
que les bras, ce qui serait le contraire de ce
qui arrive chez ceux qui emploient le mercure.

La marche de cette maladie est fort simple :
quand des causes étrangères ne viennent pas la
compliquer, elle est toujours semblable à elle-
même. Par un traitement convenable, et sur-
tout par le repos et l'éloignement des vapeurs
mercurielles, on voit les symptômes s'améliorer,
lentement à la vérité, et d'une manière souvent
imperceptible, mais au moins sans qu'aucun
phénomène fâcheux se manifeste dans son cours.

Sa durée, comme je viens de le faire entrevoir,
est ordinairement longue, malgré même qu'on
quitte tout travail, et qu'on suive un traitement
convenable : il faut toujours plusieurs mois avant
que les mouvemens reprennent une certaine
fermeté. J'ai observé qu'aucun des malades sor-
tis de la Charité, se disant guéris de cette maladie, n'était totalement exempt d'un tremblement, peu considérable chez les uns, plus visible chez les autres. Quelques-uns n'en guérissent jamais, je veux dire totalement, car on leur
ôte ordinairement les mouvemens extrêmes.

Cette affection se termine toujours d'une manière sinon heureuse ; du moins jamais fâcheuse.
On ne se souvient pas, à la Charité, de personnes
mortes par le fait même de cette maladie. Il est
vrai qu'on ne guérit pas toujours, mais c'est parce
que les malades n'ont pas la patience convenable,
ou qu'ils ont attendu trop long-temps pour venir
se faire traiter. Cependant, si l'on commet des
imprudences, il n'est pas sans exemple qu'on en
puisse périr. Il est parlé, dans les *Actes physico-
germaniques*, vol. 4, obs. 140, d'une femme
sexagénaire attaquée d'un tremblement de tous
les membres, pour avoir travaillé à appliquer du
mercure sur les glaces. Les glandes sublinguales
et les mâchoires s'enflèrent, les dents tombèrent
par morceaux ; il sortait de sa bouche une puan-
teur insupportable. Enfin, son estomac ne faisant
plus ses fonctions, elle finit par une mort assez
tranquille. *Fourcroy* fait aussi mention (traduction de *Ramazzini*, pag. 45) d'une femme qui,
d'abord prise d'un tremblement mercuriel, périt
à la suite d'une succession de maladies, dans un
marasme complet. J'ai vu, à la Clinique interne,
un doreur sur métaux qui, à la suite d'un tremblement négligé depuis deux ans, mourut dans
une cachexie remarquable. Mais, je le répète, à

moins d'une mauvaise constitution, de négligence impardonnable, il ne résulte le plus souvent, de cette maladie, d'autre désagrément que sa longueur ou son incurabilité.

Rarement le tremblement mercuriel se complique-t-il avec d'autres maladies (je ne prétends pas parler de celles qui frappent indistinctement tous les individus) : la seule maladie avec laquelle on le rencontre quelquefois, c'est la colique métallique, comme je l'ai dit dans le traité précédent. Lorsque cela arrive, la cause en est seulement dans le plomb, qui sophistique quelquefois le mercure (1), ou parce que les malades ont travaillé à des ouvrages où ils employaient le plomb.

J'ai même un exemple très-caractérisé d'une colique métallique chez un doreur sur métaux qui entra à la clinique interne le 8 février 1807, et qui fut guéri en moins de quinze jours de cette maladie : ce malade n'éprouvait nul tremblement des membres. Ce fait prouve-t-il que le mercure peut causer la colique métallique ? ou bien que le mercure dont il s'est servi dans ses travaux était allié du plomb ? Je pencherais pour

_____

(1) *Desbois de Rochefort,* Mat. méd., tom. I, p. 214.

cette dernière idée. Henckel assure que les ouvriers qui travaillent au mercure n'ont jamais de colique, mais des tremblemens (1).

Causes. Manière dont le mercure agit sur l'économie animale.

La seule, l'unique cause de cette maladie, c'est le mercure (2). Tous ceux qui se servent de ce métal, d'une manière quelconque, contractent cette maladie, si la quantité en est assez considérable, et s'il est divisé en molécules très-fines, soit par la chaleur, soit par la trituration à l'aide des graisses. Pris en substance, en telle quantité que ce soit, jamais le mercure coulant ne produirait de tremblement, parce qu'il ne va pas dans ce que les praticiens appellent les secondes voies. Beaucoup d'auteurs s'en sont servis de cette manière, et aucun n'a remarqué qu'il ait jamais produit de tremblement. Est-ce seulement par sa propriété volatile, et son absorption, que le mercure cause le tremblement, ou bien par une qualité particulière ? C'est ce qui n'est pas

(1) Henckel. Pyrit., p. 481.

(2) C'est la raison pour laquelle je préfère dire *tremblement mercuriel* à *tremblement métallique*; j'ai adopté au contraire le nom de *colique métallique*, parce que plusieurs métaux sont susceptibles de la causer.

facile de décider ; ce qu'il est, au surplus, assez indifférent de faire, puisque cela n'ajoute rien à la méthode de traitement.

Les doreurs sur métaux ne sont pas les seuls qui soient susceptibles d'être attaqués du tremblement mercuriel. Ils le sont, à la vérité, plus fréquemment, parce qu'ils usent de ce métal en plus grande quantité, et que leur profession est d'ailleurs fort répandue ; mais les *argenteurs,* les *ouvriers qui mettent les glaces au tain,* les *miroi-tiers,* les *constructeurs de baromètre,* les *metteurs en œuvre,* les *chimistes* qui font des expériences sur le mercure, sont également susceptibles d'en être victimes, ainsi que les *mineurs* qui exploitent ce métal. Bien plus, ceux à qui on administre le mercure en frictions à des doses trop fortes, et ceux même qui administrent ces frictions, s'ils n'ont pas les mains revêtues d'un gant de vessie de cochon, peuvent en être également pris, comme les auteurs qui traitent des maladies vé-nériennes le rapportent (1).

C'est sur-tout le mercure volatilisé par le feu, et pompé par les absorbans cutanés ou mu-queux, qui cause cette maladie. Le travail du

---

(1) *Swediaur.* Traité des maladies vénériennes, tome II, pages 268-271.

doreur peut donner une idée de la manière dont
se fait l'absorption du mercure ; il s'exécute ainsi :
il projetté dans un creuset rougi de l'or fondu
et du mercure chauffé (dans la proportion d'un
d'or sur huit de mercure) ; quand le mélange
est incorporé et lavé , il l'applique sur le métal
qu'il veut dorer , après l'avoir préalablement
déroché ; quand il est étendu sur la pièce, on
le chauffe sur une espèce de gril : le mercure
alors s'évapore , et forme une atmosphère fort
dangereuse pour les ouvriers. Le corps de ces
gens, des mineurs particulièrement qui travaillent dans des torrens de mercure, est susceptible de s'en imbiber , comme une éponge s'imbibe d'eau. On lit dans les *Transactions phi-
losophiques* (1), que les ouvriers de la mine du
Frioul sont si imprégnés de mercure , qu'en
tenant une pièce de cuivre dans leurs dents,
ou en la frottant avec leurs doigts , elle devient
blanche comme de l'argent. *Spleissius* fait mention (2) d'un ouvrier occupé à dorer des armes
et des caparaçons, qui fit sortir du mercure de
sa peau au moyen d'un emplâtre qu'il s'était appliqué sur les lombes. Mais , comme l'a remar-

(1) Année 1665.
(2) Éphémérides d'Allemagne.

qué *Blégni* (1) , le corps n'est susceptible de
s'imprégner que d'une certaine quantité de mercure , de même que l'eau ne dissout qu'une
proportion quelconque de sel. Le mercure appliqué en quantité excédante , demeure, pour la
plus grande partie, dans la superficie de la peau.
La portion de ces particules qui pénètre par excès
au-dedans, loin d'augmenter le mouvement des
humeurs par leur volatilité , empêche au contraire le flux de la bouche ; ce qui n'arrive pas
lorsqu'il est donné dans une médiocre , mais suffisante quantité.

Par quelque qualité que le mercure agisse, c'est
certainement en portant une influence délétère
sur le système nerveux , qu'il opère la lésion du
mouvement musculaire. Les convulsions sont reconnues par tous les médecins pour être une
maladie nerveuse : or, nous avons vu que le
tremblement mercuriel n'en était qu'un diminu-
tif. Le mercure ne paraît avoir d'effet que sur les
nerfs de la vie animale.

Bien que les vapeurs mercurielles ne soient
déjà que trop nuisibles aux ouvriers , néanmoins
ils ajoutent encore à leur malignité , par la négligence et la malpropreté. *Bernard de Jussieu ,*

---

(1) Journal de Médecine, tome IV, page 3.

dans le Mémoire qu'il a donné (1) sur la mine de mercure d'Almaden en Espagne, rapporte que les ouvriers libres qui peuvent aller et venir, qui usent de beaucoup de propreté, ne sont sujets à aucune maladie, ou tout au plus à quelques légers tremblemens ; tandis que les esclaves qui ne sortent jamais de la mine, qui sont sales et malpropres, sont pris d'enflures des parotides, d'aphtes, de salivation, de pustules, de scorbut, de tremblemens considérables, etc.

On a vu par les Observations rapportées, que la colère, la crainte, la surprise, le froid, l'humidité n'étaient pas sans influence sur le tremblement mercuriel : aussi les malades doivent-ils se mettre soigneusement à l'abri de ces causes, qui ne peuvent que retarder leur guérison.

Le tremblement dont nous parlons est plus fréquent à Paris en hiver qu'en été : la raison en est facile à donner. Les ouvriers sont alors plus renfermés, et par conséquent dans un contact plus immédiat avec les vapeurs de mercure que dans l'été, où les ateliers sont plus aérés, et les courans d'air mieux établis.

_____

(1) Académie des Sciences, année 1719.

Traitement du tremblement mercuriel.

Le traitement du tremblement mercuriel est rationel, et se déduit facilement de la nature de la maladie produite. Le système nerveux, attaqué par les vapeurs mercurielles, a besoin d'excitation, de secousses pour s'en débarrasser : c'est à quoi on réussit par l'usage des sudorifiques, des toniques, des antispasmodiques, et de quelques légers purgatifs.

Cette maladie se guérit quelquefois spontanément, et en cessant tout travail; mais cela demande beaucoup de temps; c'est pourquoi il vaut mieux entreprendre de la traiter. A l'hôpital de la Charité on commence le traitement par une tisane faite avec les bois sudorifiques, laquelle se donne tous les jours pendant tout le temps du séjour du malade; on donne aussi ordinairement, tous les jours vers le soir, un gros ou deux d'extrait de genièvre ou de thériaque. Si le tremblement est fort, on donne une potion antispasmodique. Lorsque la langue est pâteuse, que le malade a peu d'appétit, on rend la tisane sudorifique laxative, par l'addition d'un peu de séné (deux gros de séné par pinte de tisane sudorifique); que l'on supprime lorsque ces symptômes ont disparu. On peut augmenter l'activité de la tisane sudorifique , en y ajoutant *l'esprit de mendérérus ,* une demi-once ou une once par pinte , ou bien la *teinture de cantharides* par gouttes , en commençant par six gouttes , qu'on augmente petit à petit.

Les bains chauds, joints à ces moyens sont d'une grande efficacité : aussi s'en sert-on avec avantage. Malheureusement on n'en a pas toujours à sa disposition dans les hôpitaux; ce qui ne laisse pas que de retarder la guérison des malades.

On a tenté l'électricité avec beaucoup de succès contre ce tremblement. *Sigaud Lafond* (1) rapporte les observations de trois doreurs sur métaux, et d'un metteur en œuvre, guéris de cette maladie au moyen de l'électricité. Gardane (2) donne plusieurs autres observations de guérison de la même maladie par le même moyen. Ce remède avait été indiqué par Dehaën dans un ouvrage latin intitulé, *Nova curandi methodo ,* etc.

Les alimens, pendant le traitement, doivent être proportionnés à l'appétit des malades, qui, en général, est bon : aussi leur quantité doit peu différer de l'état de santé. On peut permettre un usage modéré du vin. Plusieurs de ces ouvriers

(1) De l'Électricité médicale , pag. 218.
(2) Conjectures sur l'électricité médicale.

ont même remarqué que le vin diminuait momentanément leur tremblement ; c'est pourquoi ils s'en servent lorsqu'ils ont quelque ouvrage où il faut plus de sureté et de précision : mais cette diminution est passagère, et bientôt le tremblement revient à son activité primitive ; peut-être même est-il plus fort.

Cette méthode guérit, ou du moins diminue beaucoup, sans qu'on aperçoive de crise bien manifeste, à moins qu'on ne donne ce nom à de légères moiteurs qui se manifestent quelquefois ; ce qui est néanmoins admissible jusqu'à un certain point. *Borrichius* (1) dit qu'un jeune doreur attaqué de tremblement, en fut guéri par les sueurs qu'il lui procura au moyen des alexipharmaques. La décoction de pimprenelle blanche, prise souvent, acheva de le rétablir parfaitement. On pourrait encore dire que la crise de cette maladie consiste dans une augmentation de la transpiration insensible.

Ce serait ici le lieu de placer quelques conseils pour éviter les effets des vapeurs mercurielles. Les ouvriers n'ignorent pas, pour la plupart du moins, ce qu'il y aurait à faire pour s'en prémunir autant que possible : s'ils ne le font pas, c'est

---

(1) Act. Hafn. vol. II, obs. 79.

négligence ou insouciance. Choisir un atelier aéré, avoir un fourneau qui tire bien, se détourner le visage lorsque les vapeurs sont le plus épaisses, ne demeurer dans l'atelier que pendant le temps du travail, etc., sont des choses faciles à exécuter, et dont on sent aisément l'utilité.

Je terminerai ce mémoire par deux remarques plus curieuses qu'utiles. La première, c'est que ces ouvriers, dans un contact continuel avec le mercure, sont cependant susceptibles d'être attaqués de maladies vénériennes, comme ceux qui n'ont pas ce genre de travail; ce qu'on se figurerait difficilement, si le fait n'était avoué par ces ouvriers eux-mêmes : il y a cependant quelques exemples, rares à la vérité, que les vapeurs du mercure ont suffi pour guérir quelques-uns d'eux de *syphilis*. La seconde observation est que, malgré la grande quantité de mercure que ces gens respirent, ils n'éprouvent que rarement des salivations; tandis que ce métal, donné en frictions à bien moindres doses, en occasionne de terribles : cela vient peut-être de ce que le mercure, dans le premier cas, est absorbé en vapeurs; au lieu qu'il l'est en substance dans le second.

NOTE

Des principaux ouvrages écrits sur la colique métallique et la colique végétale.

Cıtesıus, Diatribe de novo et populari apud Pictones dolore colico bilioso. Paris, 1639.

Stockhusen, De lithargyrii fumo noxio morbifico, ejusque metallico frequentiori morbo, etc. Goslar, 1656.

Zeller, Diss. vinum lithargyri mangonisatum. Tub., 1707.

Dehaën, De colicâ Pictonum. Hagæ, 1745.

Henckel, Von der Bergsutcht und Huttenkaze. Dresden, 1745.

Dubois, Non ergo colicis figulis venæ sectio? Paris, 1751.

Segner et Ilsemann, Diss. de colicâ saturninâ metallurgorum. Gœtt., 1752.

Grashuys, Tentamen de colicâ Pictonum. Amst., 1752.

Astruc, Ergo morbo colica Pictonum dicto venæ sectio in cubito? Paris, 1757.

Tronchin, De colicâ Pictonum. Genève, 1757.

Bouvard, Examen d'un livre qui a pour titre : Tronchin, de colicâ Pictonum. Genève, 1758.

Alcoek, The endemial colic of Devonshire, etc. Plymouth, 1759.

Poitevin, Oratio de colicâ Pictonum. Paris, 1760.

Combalusier, Observations et réflexions sur la colique de Poitou et des peintres, etc. Paris, 1761.

Bonté, Recherches sur la colique de Poitou, Journal de Médecine. Paris, 1761, 1762, 1764.

Bordeu, Recherches sur la colique métallique, Journal de Médecine. Paris, 1761-1765.

Schomberg, Treatise on the colica Pictonum. Lond., 1760.

Kœnig, Diss. exhibens casum ægroti colica saturnina laborantis. Argent., 1764.

Baker (George), Essay concerning the cause of the endemial colic of Devonshire. London, 1767.

Buchner, Diss. de diversâ colicam Pictonum curandi methodo. Hal., 1768.

Fourage, Diss. de colicâ Pictonum. Herbip., 1777.

Dufresne, Ergo non colicis figulis venæ sectio? Paris, 1777.

Pokorny, Diss. de colicâ Pictonum. Viennæ, 1777.

Hardy, Examinations of the colic of Poitou and Devonshire, etc. Lond., 1778.

Gardane, Recherches sur la colique métallique. Paris, 1768.

Armisthead, Diss. de colicâ damnoniorum. Edimb., 1759-1781.

Bruggen, de colicâ vulgo sic dicta Pictavensi, etc. L. B. 1784.

Ffrye, Diss. de colicâ saturninâ. Edimb., 1786.

Aasheim, Diss. de colicâ Pictonum. Hafn, 1786.

Prendergast, Diss. de colicâ Pictonum. Edimb., 1786.

Reid, Diss. de colicâ Pictonum. Edimb., 1786.

Rodrigues, Diss. de colicâ Pictonum. L. B. 1788.

Foersch, Diss. de colicâ spasmodicâ Pictonum vulgo dictâ. Lugd., 1790.

Strack, De colicâ Pictonum, etc. Ticini, 1791.

Laube, Diss. de colicâ saturninâ. Francof., 1792.

Pett, Diss. de colicâ Pictonum. Edimb., 1793.

Barchewitz, Diss. præcipuas colicæ Pictonum species, etc. Francof., 1793.

Luzuriaga, Dissertation medica sobre el colico de Madrid, etc. 1796.

Hedwig, Diss. de colicâ saturninâ. Lips., 1800.

Mérat, Dissertation sur la colique métallique. Paris, 1804.

Libron, Dissert. sur la colique de Madrid. Paris, 1809.

Nota. Je ne cite pas les auteurs qui dans des traités généraux ont parlé de la colique métallique; j'ai indiqué dans le courant de mon ouvrage le volume et la page, où ils ont consigné leurs observations, tels sont Stoll, Huxham, etc.

TABLE

DES MATIÈRES.

———

Pages

DÉDICACE.   v

PRÉFACE.   vij.

LIVRE PREMIER.

DESCRIPTION DE LA MALADIE.

CHAPITRE PREMIER. *Des différens noms de la colique métallique.*   1

CHAP. II. *Histoire de la maladie.*   5

CHAP. III. *Des individus susceptibles de contracter la colique métallique.*   15

CHAP. IV. *Description de la maladie.*   43

CHAP. V. *Observations particulières.*   59

CHAP. VI. *Terminaison de la maladie.*   71

CHAP. VII. *Des complications de la colique métallique.*   76

LIVRE II.

CAUSES DE LA COLIQUE MÉTALLIQUE.

CHAPITRE PREMIER. *Causes prédisposantes.*   89

CHAP. II. *Causes occasionnelles.*   94

CHAP. III. *Analyses chimiques des vins sophistiqués*

ERRATA.

Page 8, Aétius, *lisez :* Ætius.
Id. Paul d'Ægineta, *lisez :* Paul d'Ægine.
Page 10, Avicenne, *lisez :* Avicennes.
Pages 56 et 75, Pyrétologie, *lisez :* Pyritologie.
Pages 54 et 139, Ciballa *et* Cibala, *lisez :* Scybala.

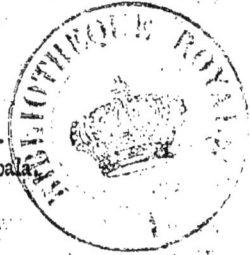